HEYNE ‹

»Yoga ist kein Workout,
sondern ein Work-in.«

Rolf Gates

Lucy Lucas

Das kleine Buch vom Yoga

10 Minuten am Tag für mehr Energie und Ausgeglichenheit

Aus dem Englischen übersetzt
von Karin Weingart

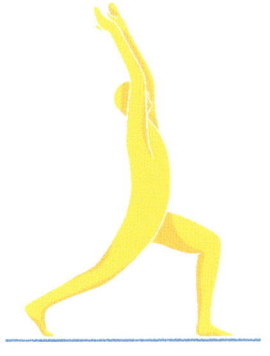

WILHELM HEYNE VERLAG
MÜNCHEN

Die Originalausgabe erschien 2019 unter dem Titel *The Little Book of Yoga* bei Gaia Books, einem Imprint von Octopus Publishing Group Ltd, Carmelite House, 50 Victoria Embankment, EC4Y 0DZ, England.

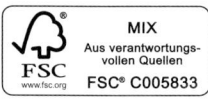

Verlagsgruppe Random House FSC® N001967

Taschenbucherstausgabe 02/2020

Copyright Design, Layout, Illustrationen © 2020 by Octopus Publishing Group
Text copyright © Lucy Lucas 2020
© dieser Ausgabe 2020 by Wilhelm Heyne Verlag, München, in der Verlagsgruppe Random House GmbH, Neumarkter Straße 28, 81673 München
Alle Rechte sind vorbehalten. Printed in Germany.
Redaktion: Dr. Diane Zilliges
Umschlaggestaltung: Guter Punkt, München, unter Verwendung von Motiven von © punphoto / gettyimages, © comotomo / AdobeStock, © akamaraqu / AdobeStock.
Designer and Illustrator: Abigail Read
Herstellung: Helga Schörnig
Satz: Vornehm Mediengestaltung GmbH, München
Druck und Bindung: Těšínská Tiskárna, Český Těšín
ISBN 978-3-453-70383-4
www.heyne.de

Inhalt

Einführung

Was ist eigentlich Yoga?

Heutzutage praktizieren etwa 300 Millionen Menschen auf der ganzen Welt Yoga. Aber was machen sie da überhaupt? Im 21. Jahrhundert ist Yoga eine hauptsächlich körperliche Praxis: eine Reihe von Haltungen bzw. Asanas, die sich auf Atmung und bewusstes Bewegen fokussieren. Bereits vor 2500 Jahren wurde Yoga erwähnt – in alten Sanskrit-Schriften.

Während uns heute das Praktizieren reizt, interessierte man sich damals vor allem für die Resultate der Übungen: Tiefenentspannung, geistige Ruhe, Veränderungen des Bewusstseins und des Bezugs zur Außenwelt. Im Sanskrit – der Sprache des alten Indiens – hat das Wort »Yoga« viele Bedeutungen: »verbinden«, »zusammenspannen«, aber auch »Methode«, »Kniff«, »Arbeit«, »vermischen«, »ordnen«, »Angemessenheit«, »Sorgfalt« und sogar »Magie«. Yoga-Lehrende beziehen sich zwar gemeinhin nur auf »Verbinden« und »Zusammenspannen« – doch in der Breite des Bedeutungsspektrums spiegelt sich die ganze mögliche Vielfalt der Yoga-Praxis wider.

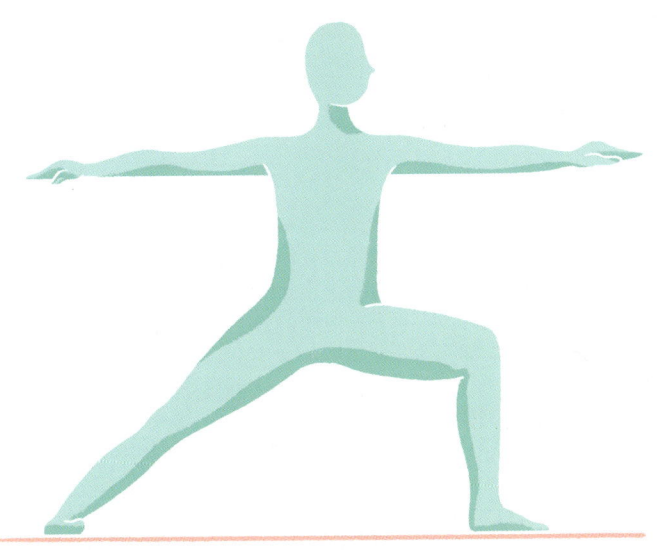

Da heute viele mit Yoga anfangen, um ihre Beweglichkeit zu verbessern und Stress abzubauen, dürfte man darin wohl die derzeit hauptsächlich gewünschten Resultate sehen. Von den in vielen alten Texten beschriebenen yogischen Zuständen *moksha* (Befreiung) und *samadhi* (meditatives Bewusstsein) sind diese allerdings meilenweit entfernt. Doch selbst in der modernen Form ermöglicht es uns das Yoga, die Beziehung zum Körper, zu uns selbst sowie zur Umwelt zu erkunden – und von da aus auch die *Conditio humana*. Schon wer einmal am Ende einer Yoga-Stunde in der Ruhehaltung auf dem Boden liegt, bekommt eine Ahnung von dem meditativen yogischen Zustand, der in den alten Texten beschrieben wird. Und viele behaupten auch, dass sie dank ihres Yoga-Kurses dem Rest der Woche in einer anderen Gemütsverfassung entgegensehen. All das kann Yoga bewirken.

In dem Maße, in dem wir üben und uns Zeit nehmen, einfach nur im Körper und bei unserer Atmung zu sein, erfahren wir auch mehr darüber, was es heißt, Mensch zu sein, und finden uns besser in der Welt zurecht. Viele Übende und Lehrende berichten, dass Yoga ihnen den Startschuss für große existenzielle Veränderungen gab, und noch mehr bekunden, es helfe ihnen, besser durch die Woche zu kommen. So wirkt sich die Yoga-Praxis auch auf unser Leben jenseits der Matte bzw. außerhalb des Studios aus und verhilft uns mit der Zeit zu all den möglichen positiven Resultaten.

Geschichte

Yoga ist eine kumulative Tradition: Das Alte wurde also von neu Hinzukommendem nie ganz verdrängt. Deshalb existieren in den frühen *Upanishaden* (700–100 v. u. Z.) und auch später in der berühmten *Bhagavadgita* (um 300) in punkto Meditation, Fasten, Energiekörper-übungen und Erkundung veränderter Bewusstseinszu-stände sowohl Ideen aus der *Samana*-(=Mönchs-)Bewe-gung Altindiens (etwa 600–300 v. u. Z.) weiter als auch Elemente des *Samkhya*, einer der ältesten indischen Philosophien.

Das von Patanjalı um 400 v. u. Z. verfasste *Yoga-Sutra* enthält auch ein, zwei Sätze über das Sitzen und Atmen, befasst sich ansonsten aber hauptsächlich mit der Medi-tation als Prozess und Zustand. In der Philosophie des *Samkhya* dreht sich alles um die Überwindung unserer unreinen, defekten Existenz, während das tantrische Yoga, das Anfang des 6. Jahrhunderts entstand, betont, dass wir von unserer Natur her perfekt sind und es nur nicht wissen.

Die Grundlage des Hatha-Yoga, das sich um 1300 her-auszubilden begann, waren einfache Übungen der Askese und Entsagung. Damit traten vorrangig der Reinigung dienende Atem- und Körperübungen neben bestimmte Ideen aus dem Tantra. Die *Hathapradipika*, das

Hauptwerk des Hatha-Yoga aus dem 15. Jahrhundert, war der erste Text, der Haltungen bzw. Asanas enthielt, die wir heute noch kennen. Aufgrund ihrer teilweise sonderbaren Praktiken machten die Anhänger des Yoga, im Wesentlichen umherwandernde Männer, vielen allerdings Angst.

Bei ihrer Ankunft in Indien begegneten die Briten neben Vertretern anderer Religionen und spiritueller Richtungen auch diesen umherstreifenden Hatha-Yogis. Und trauten ihnen – wie zahlreiche Einheimische ebenfalls – nicht über den Weg. Doch viele ihrer Praktiken existierten während der gesamten Kolonialzeit weiter – bis ins 20. Jahrhundert hinein.

Yoga im 20. und 21. Jahrhundert

Als Vater des modernen körperorientierten Yoga gilt Tirumalai Krishnamacharya (1888–1989). Vor dem Hintergrund der antikolonialen Bewegung und nationaler Beweggründe bat ihn der Maharaja von Mysore, eine Übungspraxis zu entwickeln, die der körperlichen und geistigen Stärkung der Männer in seinem Fürstentum dienten sollte.

Dafür machte Krishnamacharya nicht nur reichlich Anleihen bei der schwedischen Heilgymnastik sowie anderen westlichen Formen der Körperertüchtigung, sondern bezog auch den Hatha-Yoga ein. Vier seiner Schüler – K. Pattabhi Jois, B. K. S. Iyengar, T. K. V. Desachar und Indra Devi – entwickelten später ihre eigenen Schulen des Yoga.

Im Westen entstand das Interesse am Yoga im Zuge der gegenkulturellen Bewegung der 1960er-Jahre. So zog es die Beatles bekanntermaßen 1968 in einen nordindischen Aschram, einen klosterähnlichen Rückzugsort. Und heute, da das Leben so hektisch, stressig und kompliziert geworden ist, werden Yoga und Meditation in ganz Europa und Nordamerika von immer mehr Bevölkerungsgruppen angenommen, allerdings eher zu therapeutischen Zwecken denn als spiritueller Weg.

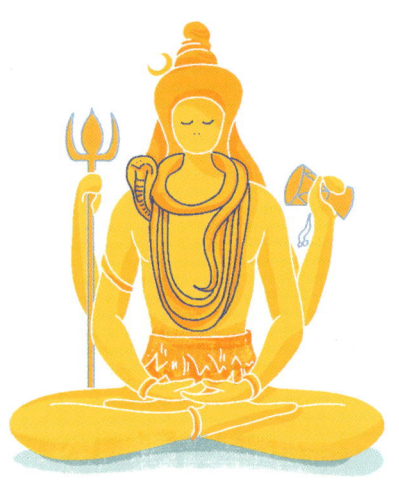

Yoga und Hinduismus

Unter dem Begriff »Hinduismus« wurden ursprünglich alle Traditionen und Sekten zusammengefasst, die die Veden als ultimative spirituelle Autorität ansahen. Mittlerweile bezeichnet er jedoch gleichermaßen eine religiöse und eine kulturelle Identität. Die müssen die heutigen Yoga-Adepten natürlich nicht übernehmen. Es gibt zwar Praktiken, die bestimmten Kasten oder Clans vorbehalten sind, doch die in diesem Buch beschriebenen Übungen sowie die der meisten Mainstream-Yoga-Schulen kann jeder Mensch machen, unabhängig vom religiösen Hintergrund.

Die Yoga-Philosophie

Wenn es beim Yoga hauptsächlich um das Ziel der Praxis geht, stellt sich die Frage: Worin besteht dieses eigentlich? Um das herauszufinden, ist es hilfreich, einen Blick auf das Weltverständnis der Yogis zu werfen.

Manche Schulen der indischen Philosophie sind insofern dualistisch, dass sie das höchste Selbst als getrennt vom Individuum betrachten – wie Gott auf einer weit entfernten Wolke. Nicht-Dualisten dagegen sehen höheres und individuelles Selbst als eins, denn: Alles auf dieser Welt ist göttlich, auch der Mensch. Wir sind lediglich ein Aspekt der Wirklichkeit, der sich seiner selbst bewusst wird. Für Patanjali und die *Samkhya*-Richtung etwa war die materielle Welt schmutzig, mängelbehaftet und musste überwunden werden, damit wir zu Höherem gelangen können. Dagegen betrachteten viele Tantriker die Welt als Manifestation des Göttlichen und den Körper als ausgesprochen erfreulich.

Beide Modelle setzen eine Bewusstwerdung des Individuums voraus. Und dies führte im Lauf der Geschichte des Yoga zur Entwicklung zahlreicher Praktiken, die dem Zweck zunehmender Selbsterkenntnis dienen: Man will den Fluss der Lebenskraft *(prana)* durch den Körper steuern, Illusionen zerstören, Konditionierungen überwinden, den umherschweifenden Geist beruhigen, das

Konzentrationsvermögen verbessern, Blockaden in den Energiezentren *(chakras)* beheben und das volle menschliche Potenzial verwirklichen.

Die Praktiken umfassen neben Körperübungen Meditation, das Chanten von Mantras, Atemarbeit *(pranayama)* und Visualisierung, Reinigungsübungen sowie ethisch-moralische Richtlinien *(yamas, niyamas)*.

Ähnliches gilt für das moderne Yoga: Auf körperlichem Wege bewirkt es die Freisetzung gestauter Energien und die Bewusstwerdung über unser physisches Selbst.

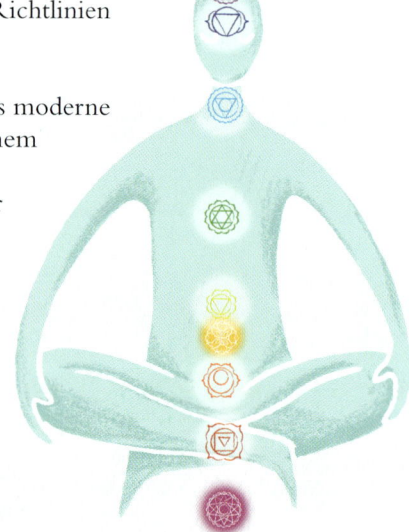

1.

Das moderne — körperbetonte — Yoga

Die Benefits des modernen Yoga

Zum gesundheitlichen Nutzen des modernen körperbetonten Yoga gehören unter anderem mehr Stabilität und Gelenkigkeit, größere Bewegungsradien, Verbesserung von Knochenfestigkeit und Muskelstärke, Erhöhung der Lungenkapazität und manchmal auch Verbesserung des Herz-Kreislauf-Systems.

Indem es die Nerven beruhigt und uns länger im Ruhe- und Erholungsmodus sein lässt, wirkt sich Yoga auch auf unser Stresserleben positiv aus. Das wiederum kann ein breites Spektrum gesundheitlicher Vorzüge eröffnen, angefangen bei der Senkung des Blutdrucks bis hin zu einer verbesserten Immunabwehr.

Zur nervlichen Beruhigung tragen auch meditative sowie Achtsamkeits- und Atemübungen bei, die im Verbund mit speziellen Praktiken zur Förderung größerer Gelassenheit die Stimmung heben und den Umgang mit schwierigen Gefühlen erleichtern.

Spirituell kann Yoga sowohl die Eigenwahrnehmung fördern als auch das Gefühl der Verbundenheit mit uns selbst, mit anderen und der Umwelt. Einigen verhilft dies einfach zu einer Steigerung des Wohlbefindens, anderen eröffnet es ganz neue Perspektiven.

Häufige Missverständnisse

Um Yoga machen zu können, müssen Sie weder sportlich noch dünn sein. Auch besondere Beweglichkeit ist nicht vonnöten. Dann allerdings empfiehlt sich der Gebrauch bestimmter Hilfsmittel (sogenannten Props). Und im Gegensatz zu dem Eindruck, den die sozialen Medien vermitteln, ist Yoga nicht einmal besonders schwierig: Die fortgeschrittenen Stellungen üben eh nur die wenigsten. Die große, stets weiter zunehmende Anzahl von Yoga-Stilen hat zur Folge, dass alle genau das finden können, was ihren Bedürfnissen und Veranlagungen entspricht.

Lassen Sie sich von den spirituellen bzw. philosophischen Traditionen des Yoga nicht abschrecken. In den körperorientierten Kursen werden sie oft überhaupt nicht oder nur beiläufig erwähnt. Nehmen Sie aus dem Unterricht einfach das mit, was Sie am meisten anspricht.

Das für Sie genau richtige Yoga

Es gibt heute so viele Yoga-Stile, dass es echt schwierig sein kann, den für sich persönlich richtigen zu finden. Hier ein kleiner Überblick über die wichtigsten Strömungen.

Ashtanga

Das von K. Pattabhi Jois entwickelte Ashtanga-Yoga besteht aus einer durch Elemente des Sonnengrußes verbundenen Abfolge von Körperhaltungen.

In manchen Kursen übt die ganze Gruppe den Bewegungsablauf – mit Unterstützung einer Lehrkraft. Der Mysore Style dagegen stellt eine Art Einzelunterricht in der Gruppe dar, bei dem alle Teilnehmenden im eigenen Tempo arbeiten können.

Ashtanga ist eine hochintensive Variante des körperorientierten Yoga, die sich vor allem für Menschen mit guter Fitness eignet. Der Nutzen ist mit dem einer Meditation in Bewegung vergleichbar, bei welcher der Geist zur Ruhe kommt. Auch kann Ashtanga die Herz-Kreislauf-Fitness verbessern. Allerdings führt die vielfache Wiederholung der Übungen mitunter zu körperlichen Beschwerden – insbesondere in Knien und Schultern.

Vinyasa

Das Vinyasa-Yoga, eine Abwandlung des Ashtanga-Systems, kennt keine Standardabfolge von Stellungen. Daher haben die Lehrkräfte größere Freiheit in ihrer Unterrichtsgestaltung. Zu dieser Schule gehören Flow-, dynamisches, Power-, Rocket-, Baptiste- und Jivamukti-Yoga.

Arrangiert sind die aufeinanderfolgenden Körperhaltungen rund um einen Sonnengruß; hinzu kommen Variationen der Grundstellungen zur Stärkung der Körpermitte oder auch eine Reihe von Asanas, durchsetzt mit einzelnen Elementen eines Sonnengrußes.

Vinyasa-Kurse vermitteln das Gefühl von Freiheit und Flow, erhöhen die Pulsfrequenz und betonen die Rolle der Atmung. Durch die Bewegungen erhöht sich die Körperwärme, was Steifigkeit und Unbeweglichkeit lindern kann, aber auch mit Vorsicht genossen werden sollte.

In Kursen mit höherem Tempo haben die Lehrkräfte wenig Zeit, die Haltungen zu erklären und ihre präzise Durchführung zu kontrollieren. Ein dynamischer Unterricht erfordert größere Fitness und Beweglichkeit, während langsame, flow-betonte Yoga-Klassen mehr Zeit lassen, die einzelnen Haltungen einzunehmen, sie wo nötig zu korrigieren und auf den Atem abzustimmen. Für den Anfang sind sie deshalb besser geeignet.

Hatha

Alle körperbetonten Praktiken sind dem Hatha-Yoga
zuzurechnen; dieser Begriff bezieht sich nämlich auf
die Rolle, die die Asanas vom 15. bis 20. Jahrhundert
im Yoga spielten. Heute wird er auch für langsamere,
weniger dynamische Yoga-Varianten verwendet wie zum
Beispiel solche, die besonderen Wert auf Atemübungen
(pranayama) und Meditation legen.

Diese Formen können genauso schwierig sein wie die
dynamischeren, denn das stabile, muskelgestützte Halten
der Asanas ist alles andere als leicht. Aufgrund ihres ge-
ringeren Tempos eignen sie sich für den Anfang insofern
besser, als genügend Zeit bleibt, in die Haltung hinein-
zukommen, die richtige Ausrichtung zu finden und von
der Kursleitung korrigiert zu werden.

Hatha-Yoga-Kurse werden als »klassisch« oder »tradi-
tionell« bezeichnet, können aber auch spezielle Namen
haben, wie zum Beispiel Sivananda-Yoga.

Iyengar

Zusammen mit dem für das Ashtanga-Yoga berühmten K. Patthabi Jois war B. K. S. Iyengar Schüler von Krishnamacharya in Mysore. Iyengar, eine Form des Hatha-Yoga, legt besonderen Wert auf korrekte Ausrichtung, Körperbeherrschung und Präzision. Um die Lernenden beim Erkunden der Haltungen zu unterstützen, wird im Iyengar-Yoga viel mit Hilfsmitteln gearbeitet.

Iyengar gehört nicht zu den dynamischen Formen des Yoga, doch gerade seine ruhige Langsamkeit kann zur Entwicklung von Atem- und Körperbewusstsein sowie zum Erlernen der einzelnen Asanas ideal sein. Allerdings wird äußerste Präzision verlangt und einige der strengen Vorschriften für die korrekte Ausrichtung entsprechen nicht jedem Geschmack.

Sollten Sie eine dynamischere Praxis vorziehen, können Sie es mit Anusara versuchen, einer Yoga-Form, die auf denselben Prinzipien beruht, aber weniger streng auf Präzision bedacht ist und mehr dem Flow des Vinyasa ähnelt.

Hot-Yoga

Bei diesem Yoga herrscht eine Raumtemperatur von 30 bis 37 Grad Celsius. Ob Vinyasa oder Hatha, jeder Yoga-Stil lässt sich in der Hitze praktizieren, aber die bekannteste Hot-Yoga-Variante ist wohl das Bikram-Yoga, eine Abfolge von Körperhaltungen, die durch Bikram Choudhury bekannt geworden ist.

Obwohl erwiesen ist, dass es gegenüber dem Üben bei normalen Temperaturen keine Vorteile bietet, ist Hot-Yoga sehr beliebt, weil uns die Wärme das Gefühl gibt, beweglicher und offener zu sein. Das ist zwar angenehm, kann jedoch zu Übertreibungen verleiten und so zu einer Überdehnung führen. Dies vermeiden Sie, indem Sie darauf verzichten, den Radius Ihrer Bewegungen, der in der Hitze größer sein kann, voll auszuschöpfen. Darüber hinaus arbeiten Ihr Herz und Ihre Lunge bei den höheren Temperaturen intensiver, was eine Stärkung des Herz-Kreislauf-Systems bewirken kann – andererseits aber den Körper beansprucht wie ein High-Intensity-Training. All das stellt an sich kein Problem dar, setzt aber ein gut entwickeltes Körperbewusstsein voraus.

In einem Hot-Yoga-Kurs werden Sie schwitzen. Und wie! Falls Ihnen die Hitze also nicht unbedingt zusagt, sollten Sie sich lieber nach einer anderen Yoga-Form umsehen.

Restauratives und Yin-Yoga

Entweder wir lieben restauratives Yoga bzw. seinen Cousin, das Yin-Yoga, oder wir hassen sie. Bei diesen Yoga-Formen müssen wir ruhig und still sein und es gibt keinerlei Ablenkung, nur das, was der Moment gerade bietet: körperlich, psychisch und emotional. Einfach nur zu »sein« – ohne eine Bewegung, auf die wir uns fokussieren – ist ganz schön schwierig. Deshalb sind die entsprechenden Praktiken ideal zur Entwicklung eines Bewusstseins für die Vorgänge in unserem Inneren sowie zum Entspannen und Zur-Ruhe-Kommen.

Beim restaurativen Yoga wird in der Regel am Boden und viel mit Props gearbeitet, um sicherzustellen, dass der Körper gut gestützt ist. Die einzelnen Stellungen werden mitunter 5 bis 10 Minuten gehalten, während deren manche Lehrkräfte eine Meditation oder sanfte Atemübungen anleiten oder Gedichte vorlesen.

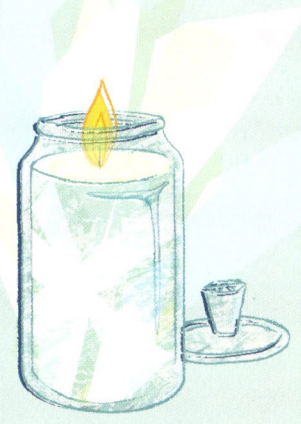

Yin-Yoga zielt darauf ab, die Muskeln zu entspannen, und legt zugleich großen Wert auf die anderen Strukturen: Bänder, Sehnen, Faszien und Gelenke. Die Asanas werden hauptsächlich im Sitzen oder Liegen durchgeführt und 2 bis 5 Minuten gehalten, oft auch länger. Die Praxis kann erholsam sein, die Empfindungen sind dabei aber genauso stark wie beim dynamischen Yoga – nur anders. Die Lernenden werden ermutigt, die »weiche« Seite ihres Erlebens zuzulassen und der Versuchung zu widerstehen, tiefer in eine Asana einzutauchen und Verletzungen zu riskieren. Yin-Yoga ist super für die Bewusstseinsarbeit und zum Erkennen unserer Wünsche und Bestrebungen. Für absolute Neulinge ist es aber weniger geeignet.

Aufgrund der Belastung für die Bänder sollten Schwangere kein Yin-Yoga machen. Und Menschen mit Hyperflexibilität sollten die Lehrkraft über ihren Zustand in Kenntnis setzen, bevor sie mit einem Kurs beginnen.

2.

Die Praxis

Die Lehrenden

Die Beziehung zwischen Lehrkräften und Lernenden spielt im Yoga seit jeher eine zentrale Rolle. Früher arbeiteten die Schüler einzeln mit ihrem Lehrer bzw. Guru; dieser gab sein Wissen weiter, bis der Schüler schließlich als so erfahren galt, dass er in die jeweilige Traditionslinie eingeweiht werden durfte. Die Meisterschaft zu erlangen dauerte Jahre.

Heutzutage kann sich jeder Mensch in einen der vielen Ausbildungskurse einschreiben, die als Mindestanforderung für angehende Yoga-Lehrkräfte gelten. Aber nicht alle Absolventen können auch gut unterrichten. Womöglich müssen Sie mehrere Kurse belegen, bevor Sie die für Sie richtige Lehrkraft finden. Doch ist dies einmal gelungen, wird es sich ausgesprochen positiv auf Ihre Praxis auswirken.

Beim körperbetonten Yoga wird die Unterrichtsperson Ihre Haltung wo nötig korrigieren. Wollen Sie nicht berührt werden, sollten Sie dies vor Beginn des Kurses kundtun.

Gute Yoga-Lehrende werden:

- darüber informieren, was im Unterricht geschieht und warum, die philosophischen bzw. theoretischen sowie anatomischen Hintergründe skizzieren und auch gesundheitliche Aspekte ansprechen,

- die Lernenden dazu bringen, sich ihres Körpers und Atems bewusst zu werden; dieses Embodiment ist im Yoga zentral,

- ihre Instruktionen individuell auf Teilnehmende mit gesundheitlichen Problemen abstimmen und sie sogar von einzelnen Übungen ausschließen,

- die Lernenden dazu anhalten, ihre Grenzen zu achten und Schmerzen zu vermeiden,

- sich klar äußern in punkto Unterrichtszeit und Verfügbarkeit für Fragen, Verhalten auf der Matte, körperliche Berührungen, Verhältnis zu den Teilnehmenden außerhalb des Kurses etc.,

- auch Aspekte des Meditierens und der Atemarbeit in den Unterricht einbeziehen,

- am Ende immer Zeit für die Ruhehaltung einplanen.

Wo üben?

Man kann Yoga an verschiedenen Orten praktizieren und viele gehen einfach danach, welcher für sie am praktischsten ist; ein Blick auf das jeweilige Pro & Contra lohnt dennoch.

Gyms und Fitnessstudios

Viele kommen zuerst in Gyms und Freizeitzentren mit Yoga in Kontakt, oft, weil die Mitgliedschaft entsprechende Kurse beinhaltet. Diese konzentrieren sich zumeist mehr auf die Asanas als auf Meditation oder *pranayama* – das hängt allerdings auch von der Kursleitung ab. Die Yoga-Lehrkräfte im Gym unterrichten oft zugleich Sportkurse, verfügen deshalb über große Kenntnisse in Sachen Körperarbeit und Bewegung, gestalten ihre Kurse aber zumeist dynamischer und schneller.

Im Gym sind die Kurse oft so groß, dass man sich leicht in der Menge verliert. Für Anfänger und Leute mit Beeinträchtigungen sind langsamere, kleine Gruppen vorzuziehen, weil mehr Zeit zum Einnehmen der Haltungen gegeben wird und die Lehrkraft die Einzelnen leichter im Blick behalten kann.

Yoga-Studios

Yoga-Studios gibt es ganz verschiedene, angefangen bei richtiggehenden Kolossen mit einer Menge Filialen bis hin zu kleinen Anbietern mit nur wenigen Lehrkräften. Die Kurse hier sind meistens teurer als im Gym, vor allem wenn die Bezahlung pro Unterrichtsstunde erfolgt. Zumeist werden aber auch Abonnements oder »Mengenrabatte« angeboten.

Ein gutes Studio verfügt über die nötige Ausstattung, ist angemessen geheizt, informiert korrekt, welcher Kurs für wen geeignet ist, und wählt die Lehrkräfte sorgfältig aus. Die Gruppen sind oft kleiner als im Gym.

Neulinge, Wiedereinsteiger oder gesundheitlich eingeschränkte Menschen sollten sich einen Anfänger- bzw. Level-1-Kurs suchen. Die Fortgeschrittenenklassen mit anspruchsvolleren Übungen eignen sich eher für Leute mit Erfahrung und guter Grundfitness. Mit zunehmender Übung können Sie jederzeit ein höheres Level und/oder einen anderen Yoga-Stil wählen.

Andere Örtlichkeiten

Viele Yoga-Lehrende ergänzen ihre Arbeit im Gym und/oder Studio durch Engagements in kommunalen Einrichtungen, auf Festivals oder sogar in Unternehmen. Der »Yoga-Vibe« fehlt an solchen Orten vielleicht, besonders wenn man im Büro neben der Flipchart liegt, und vielleicht müssen auch alle ihre eigenen Matten mitbringen. Dafür aber kommt das Yoga auf diese Weise zu den Menschen, an den Arbeitsplatz oder in die Gemeinde.

Privatunterricht

Für Leute, der sich die ungeteilte Aufmerksamkeit der Lehrkraft wünschen, um mehr über ihren Körper und die Yoga-Praktiken zu erfahren, sind Privatstunden eine Option, zu Hause, im Studio oder mitunter sogar in der Wohnung der unterrichtenden Person. (Da müssen Sie nur darauf achten, dass Sie sich in diesem privaten Rahmen auch wohlfühlen.)

Privatstunden sind kostspielig, dafür aber lernt die Lehrkraft Sie und Ihren Körper dabei wirklich gut kennen und kann sich Ihrer Bedürfnisse perfekt annehmen. Anfänger und Wiedereinsteiger nach einer Verletzung oder OP etwa können darin eine gute Übergangslösung sehen.

Online-Videos und Apps

Für Leute, die keine Zeit oder kein Geld für einen Kurs oder einfach keine Lust darauf haben, gibt es zahlreiche Internetoptionen, angefangen bei kostenfreien You-Tube-Videos bis hin zu bezahlten Onlinekursen. Die Auswahl an Bewegungsabfolgen und Meditationen von fünfminütiger bis zweistündiger Dauer ist riesengroß und bietet allen etwas.

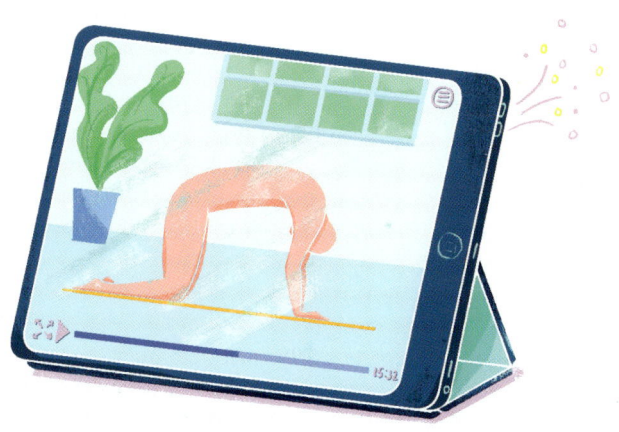

Kleidung

Entgegen der allgemeinen Auffassung benötigen Sie keine besondere Kleidung. Sie müssen lediglich bequem liegen, sitzen und sich strecken, sich also in Ihren Klamotten bewegen können. Allzu weit dürfen sie aber auch nicht sein, nicht dass Ihnen zum Beispiel bei der Vorbeuge das T-Shirt über den Kopf rutscht. Auch sollte es Ihnen selbst bei schnellen Bewegungsabfolgen nicht zu heiß werden; doch bringen Sie für die Ruhehaltung am Ende der Stunde, bei der der Körper schnell auskühlt, sicherheitshalber etwas Wärmeres mit. Und selbstverständlich sollte der Intimbereich immer angemessen geschützt und bedeckt sein.

Versuchen Sie, barfuß zu trainieren, da Socken die richtige Aktivierung der Füße sowie der Muskelkette behindern, die übers Bein bis hoch ins Becken führt. Mit normalen Socken rutschen Sie außerdem leicht aus und mobilisieren dabei andere Muskeln als erwünscht. Bei unten mit Gummi versehenen Socken dagegen besteht die Gefahr, dass Sie sich daran gewöhnen und Ihren Muskeln zu viel Arbeit abnehmen.

Matten

Eine Yoga-Matte brauchen Sie nicht unbedingt. Oft tut
es auch der Boden – und ein paar Decken für die Knie
und die Ruhehaltung am Ende, speziell, wenn Sie zu
Hause üben. In den meisten Gyms und Studios werden
Matten eh gestellt.

Sollten Sie sich für den Kauf einer Matte entscheiden,
achten Sie darauf, dass sie leicht gepolstert ist, aber
nicht zu weich, sodass Sie den Boden spüren. Eine zu
schwammige Matte erschwert es, sich vom Boden abzu-
stoßen und eine Feedbackschleife der Muskelenergie
zu erschaffen. Tun Ihnen im Vierfüßlerstand
die Knie weh, können Sie die Matte
umklappen, damit sie dicker
wird, oder eine Decke
bzw. ein Kissen
verwenden.

Hilfsmittel

Props wie Blöcke, Bricks, Kissen, Bolster, Gurte und Decken sind Ihre Freunde. Sie können Sie einsetzen, um Ihren Körper zu schützen und zu stützen, um mehr Spielraum in den einzelnen Haltungen zu haben oder sie sich bequemer bzw. leichter zu gestalten. Yoga-Studios haben in der Regel eine Menge Hilfsmittel da. Kursleitende sollten die Teilnehmenden sogar ermutigen, sie zu verwenden. In Gyms oder anderen Einrichtungen ist die Auswahl womöglich kleiner. Und in großen Kursen fällt oft nicht auf, wenn jemand eine zusätzliche Stütze benötigt. Entscheidend ist, dass Sie herausfinden, was Ihnen am besten hilft.

Und nicht vergessen: Dass Sie Props verwenden, bedeutet nicht, dass Sie im Yoga »schlecht« wären.

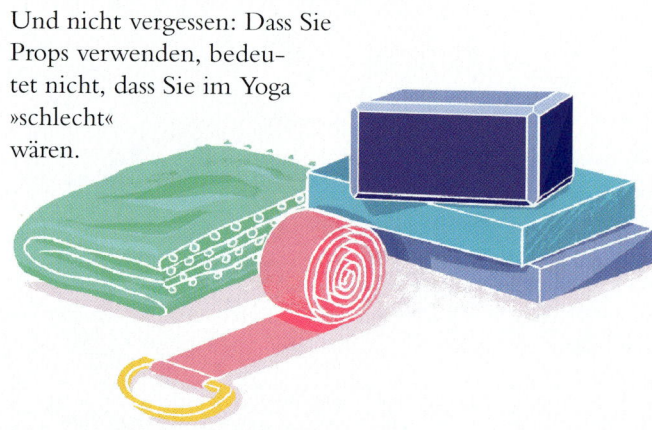

3.

Die Atmung

Richtig atmen

Sowohl im körperorientierten als auch im meditativen Yoga spielt die Atmung eine zentrale Rolle. Yogis bedienen sich aktiv der Kraft des Atems – des einzigen größeren im Körper stattfindenden Prozesses, der bewusst *und* unbewusst ablaufen kann. Sie erschließen sich damit das Unbewusste, die Atemarbeit verbessert aber auch das Wohlbefinden.

Dass so viele nicht richtig oder nur unzureichend atmen, kann an verschiedenen Faktoren liegen: zu geringe Muskelkraft und -flexibilität oder Lungenkapazität, Emotionen, aber auch Krankheiten und Verletzungen. Ungenügendes Atmen führt zu Sauerstoffmangel und damit zu Müdigkeit, Angst und Lethargie.

Körperbetontes Yoga ist da insofern hilfreich, als wir atmen müssen, um uns zu bewegen. Während das Atmen beim Halten der Asanas die Lungenkapazität stärkt und erweitert, macht uns die Ruhe bewusst, *wie* wir atmen. Und da die Atmung eng mit dem Nervensystem verbunden ist, können wir allein durch sachtes Atmen zur Ruhe kommen – nicht zuletzt geistig. Bestimmte Atemtechniken eignen sich auch zur Einleitung einer Meditation.

Beim körperbetonten Yoga sollten der Beobachtung des Atems mindestens einige Minuten gewidmet werden, in denen wir uns ausschließlich auf das Ein- und Ausströmen der Luft fokussieren. In manchen Kursen bedient man sich dafür bestimmter Techniken. Aber nicht vergessen: Jeder Mensch atmet anders, und das ist auch gut so. Bleiben Sie einfach dabei – und halten Sie die Luft nicht an.

Die im Folgenden beschriebenen drei Atemtechniken können einzeln oder aufeinander folgend praktiziert werden.

Üben Sie in Ihrer Zeit.

Den Atem beobachten

1. Legen Sie sich mit angewinkelten Knien hin (vielleicht mit einem Kissen unter den Knien).

2. Eine Hand liegt auf dem Nabel, die andere auf der Brust.

3. Lassen Sie Ihren Atem zu seiner natürlichen Tiefe und seinem natürlichen Rhythmus finden. Atmen Sie durch die Nase.

4. Beobachten Sie neugierig, aber wertfrei:

   - Sind Ihre Atemzüge lang, kurz oder irgendwas dazwischen? Wie unterscheidet sich darin das Ein- vom Ausatmen?

   - Atmen Sie tief, flach oder eher so mittel?

   - Ist Ihr Atem abgehackt oder geschmeidig? Wie unterscheidet sich hierin das Ein- vom Ausatmen?

   - Atmen Sie schnell oder langsam? Mit welcher Frequenz?

   - Spüren Sie, wo im Körper Ihr Einatmen seinen Anfang nimmt? Wo er endet? Und wie verhält es sich mit dem Ausatmen?

   - An welcher Stelle spüren Sie Ihren Atem am intensivsten? Im Bauch? In der Brust? Der Nase?

Bananenatmung

1. Legen Sie sich mit ausgestreckten, leicht gespreizten Beinen auf den Boden und führen Sie die Arme über den Kopf.

2. Ergreifen Sie mit der Linken Ihr rechtes Handgelenk und ziehen Sie Arme, Schultern und Oberkörper nach links.

3. Legen Sie Ihr rechtes Fußgelenk so über das linke, sodass Ihr Körper die Form einer Banane nachempfindet.

4. Was geschieht mit Ihrem Atem? Können Sie ihn mehr in die rechte Seite Ihres Körpers schicken, sodass sich Ihr rechter Lungenflügel ausdehnt und die Zwischenrippenmuskeln auf dieser Körperseite bewegt werden?

5. Wiederholen Sie den Vorgang mit der anderen Seite. Bemerken Sie dabei irgendeinen Unterschied?

Die Yoga-Vollatmung

Als Yoga-Vollatmung bezeichnet man die vollständige Aktivierung unseres wichtigsten Atemmuskels, des Zwerchfells, und die Ausschöpfung der gesamten Lungenkapazität.

1. Legen Sie sich erneut hin, eine Hand ist auf dem Nabel, die andere auf der Brust.

2. Beim Einatmen dehnt sich der Bauch nach oben aus, schafft damit Raum für das Zwerchfell, das sich zusammenzieht und senkt; die Lunge öffnet sich.

3. Atmen Sie weiter in Ihre Flanken hinein, bis hoch in die Achselhöhlen und so weit nach oben, wie es Ihnen angenehm ist; womöglich hebt sich das Schlüsselbein dabei leicht an.

4. Das Ausatmen geht in umgekehrter Reihenfolge: Von oben her leert sich der Brustkorb, der Bauch senkt sich Richtung Wirbelsäule ab, sodass das Zwerchfell wieder aufsteigt und die restliche Luft aus der Lunge herausdrückt.

5. Erzwingen Sie nichts. Womöglich braucht es mehrere Atemzüge oder sogar einige Übungsstunden, bis Sie sich daran gewöhnt haben, den oberen Brustbereich zu öffnen. Nehmen Sie sich Zeit und überlassen Sie die ganze Arbeit Ihrer Atmung.

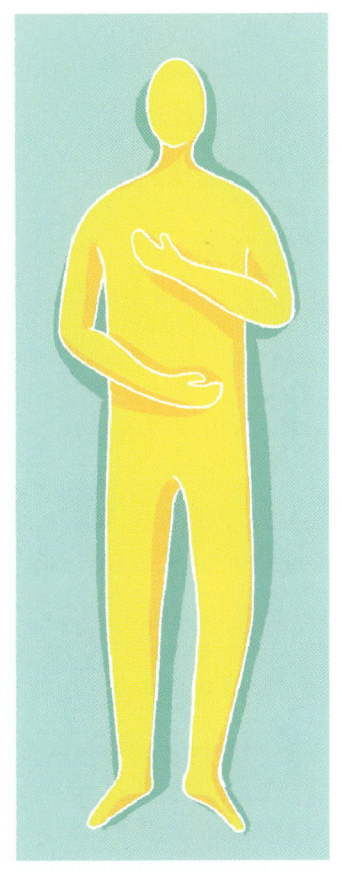

Pranayama

Pranayama bezeichnet nicht einfach nur das Atmen, sondern ist ein wichtiger Bestandteil der Energiearbeit im Yoga.

Die universelle Energie und allgegenwärtige Lebenskraft wird auch »Prana« genannt. Strömt sie in uns ein, fühlen wir uns lebendig und energiegeladen. Pranayama nun stellt die Balance zwischen innen und außen her. Gibt es in unserem Außen zu viel Prana, werden wir unruhig, unzuverlässig oder besorgt. Fehlt es uns dagegen im Inneren an Prana, können wir unsere Ziele aus den Augen verlieren, stagnieren oder müde werden.

Oft sind unsere Körper voll von Unerwünschtem – von Verspannungen oder emotionalen und psychischen Glaubensmustern, die uns so hemmen, dass kein neues Prana zu uns vordringen kann. Von derartigen Blockaden befreien sich Yogis seit Jahrtausenden mithilfe von Pranayama. Darüber hinaus eignet es sich zur Beruhigung des Nervensystems und zur Lenkung der Energien durch den Körper. Vielleicht haben ja auch Sie schon einmal erlebt, dass sich nach einer Yoga-Stunde etwas spürbar verändert hat.

Anfänglich sollte man vorsichtig an Pranayama herangehen. Kapabalati, Bhastrika, Atemverhalt und andere

Techniken eignen sich aufgrund ihrer starken Wirkung nur für Fortgeschrittene. Sollten Sie sich für Pranayama interessieren, empfehle ich Ihnen, sich eine Lehrkraft zu suchen, die über eine solide Ausbildung auf diesem Gebiet verfügt.

Die fünf Prana-Arten

Prana Vayu: transportiert beim Einatmen das Prana in den Körper.

Apana Vayu: befreit den Körper beim Ausatmen von »Unnötigem«.

Samana Vayu: wirkt mit Bauch und Solarplexus zusammen, um Feuer und Energie zu erzeugen.

Vyana Vayu: lässt das Prana durch den ganzen Körper zirkulieren.

Udana Vayu: bewegt das Prana aufwärts.

Eine einfache Pranayama-Technik:
Ujjayi, die »Siegreiche« (auch: ozeanische Atmung)

Diese beruhigende Atemtechnik können Sie in sitzender Haltung anwenden oder auch während einer körperbetonten Praxis.

1. Legen Sie die Zungenspitze kurz hinter den Zähnen an den Gaumen.

2. Schließen Sie locker den Mund und atmen Sie durch die Nase. Die Verengung der Stimmritze führt dazu, dass der Atem Geräusche macht wie das Meer – sogenannte Reibelaute.

Die Technik bewirkt eine Beruhigung des Atems und damit auch des Nervensystems. Die Geräusche sollten nur ganz leise sein – werden Sie dabei bloß nicht zu Darth Vader!

In Kapitel 6.4 finden Sie eine weitere einfache Pranayama-Technik: die Wechselatmung – Nadi Shodhana.

4.

Meditation & Achtsamkeit

Meditationsformen

Meditieren gehört zu den ältesten Yoga-Praktiken. Wobei das Wort nicht nur einen veränderten, erweiterten Bewusstseinszustand *(samadhi)*, größere Präsenz sowie Verbundenheit mit dem Universum und unserer wahren Natur bezeichnen kann, sondern auch die Techniken, mit deren Hilfe man darauf hinarbeitet.

Das Meditieren kann gesondert unterrichtet werden oder auch im Rahmen normaler Yoga-Stunden. Die verschiedenen Meditationsformen entstammen unterschiedlichen Traditionen, viele dem Buddhismus, aber etwa auch der Vedanta oder dem Shivaismus. Auch die moderneren Formen, beispielsweise die Achtsamkeitsmeditation, beruhen auf älteren Praktiken, heute oft ohne das ursprünglich dazugehörende spirituelle Element.

Konzentration

Man konzentriert sich so auf ein bestimmtes Objekt, dass alles andere in den Hintergrund tritt. Dieses Objekt kann etwas Gegenständliches sein wie eine Kerzenflamme oder auch etwas Immaterielles wie der Atem oder ein Mantra (kontinuierlich wiederholte Töne oder Silben). Eine subtilere Variante fokussiert sich auf die Chakren (Energiezentren am Körper).

Gewahrsein

Gewahrsein umfasst Achtsamkeitspraktiken wie achtsames Essen oder Gehen, Atemmeditation und das Gewahrsein des Gewahrseins. Dabei geht es oft auch um Selbsterkenntnis. Ähnlich beim Yoga Nidra – auch als »yogischer Schlaf« bekannt –, bei dem man das Gewahrsein auf bestimmte Körperpartien lenkt.

Integrative Meditation

Dabei fokussiert man sich zunächst auf ein bestimmtes Objekt, um dann alles zuzulassen, was hochkommt. Viele moderne Achtsamkeitsmeditationen beruhen auf dieser Technik.

Andere Meditationsformen sind stille Betrachtung etwa eines Wortes oder kleinen Textes sowie bewusste Selbstgespräche und Visualisierungen, etwa Fantasiereisen.

Und so geht's

Setzen Sie sich, schließen Sie die Augen und beobachten Sie Ihren Atem.

Das ist eine der einfachsten, dabei aber auch schwierigsten Meditationen überhaupt. Wenn Sie sie versuchen, werden Sie bemerken, dass Ihr Geist abschweift, oft schon nach ein oder zwei Atemzügen. Hier sind Techniken zur Beschäftigung des »Affengeists« hilfreich. In Kapitel 6.1 und 6.5 finden Sie kurze, auf Konzentration basierende Meditationen, die nur 5 bis 10 Minuten erfordern.

Hier noch ein paar andere Ideen:

- In Apps oder auf Video gibt es heute zahlreiche achtsamkeitsbasierte Übungen mit geführten Meditationen sowie Timern und Gongs oder Glöckchen, die die Aufmerksamkeit immer wieder zurückholen.

- Buchen Sie einen Kurs – im Studio oder online.

- Schließen Sie sich einer Meditationsgruppe an, vielleicht in einem buddhistischen Zentrum oder einem Studio in Ihrer Nähe. Erkundigen Sie sich nach den Referenzen der Lehrkraft. Sie sollte über mehr Kompetenz in punkto Meditation verfügen, als in der Grundausbildung von Yoga-Lehrenden vermittelt wird.

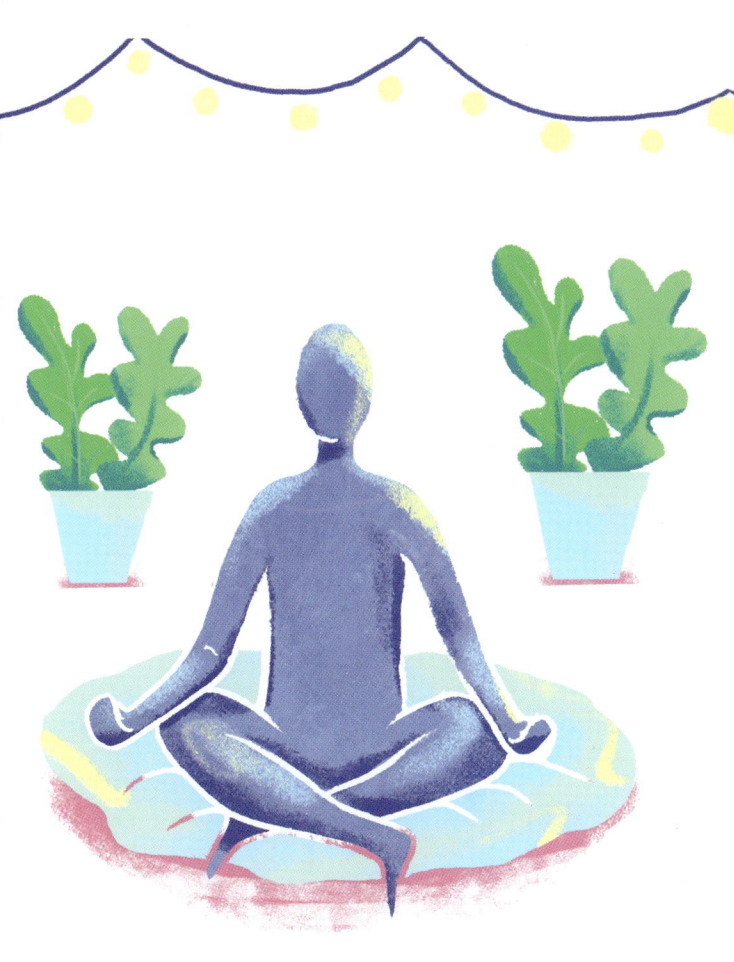

Meditation und körperliches Yoga

Sie können Ihr Yoga auf verschiedene Art um meditative Aspekte ergänzen.

Achtsame Bewegungen: Richten Sie Ihre Achtsamkeit beim Üben auf Ihren Körper und kümmern Sie sich dabei weniger darum, welches Bild Sie abgeben, als darauf, was Sie fühlen. Beim Halten einer Asana konzentrieren Sie sich auf den Atem.

Bringen Sie Körper und Geist mit Bewegungen zur Ruhe: Bewegung befreit von physischer, psychischer und emotionaler Anspannung. Entsprechend einfacher wird das stille Sitzen für Körper und Geist. Versuchen Sie in Savasana bei Ihrem Atem und/oder Ihren Körperempfindungen zu bleiben und alle Gedanken in den Hintergrund treten zu lassen.

Meditation und psychische Erkrankungen

Meditation gilt zwar als Heilmittel für alles Mögliche, ist aber nicht immer hilfreich. Viele werden beim Meditieren nämlich anfangs auch gereizt, nervös oder gelangweilt. Was aber noch wichtiger ist: Falls bei Ihnen eine psychische Erkrankung diagnostiziert wurde, sollten Sie Ihren Arzt, Ihre Ärztin über Ihre Absicht zu meditieren unterrichten und der Leitung des Meditationskurses von Ihrem Zustand berichten.

Haltungen

1

Tadasana

Berghaltung

Die Berghaltung, eine Art Meditation im Stehen, eignet sich hervorragend, um körperliche Ruhe und Stabilität zu finden. Können Sie sich im Stehen entspannen und bewusst atmen?

1. Sie stehen aufrecht, die Arme ruhen an den Seiten, Ihr Gewicht ist gleichmäßig auf beide Beine verteilt. Manche Schulen des Yoga verlangen, dass die Füße eng zusammen stehen; lassen Sie aber gern etwas Raum dazwischen, wenn es Ihnen angenehmer ist. Legen Sie mehr Gewicht auf die Außenkante der Füße und Fersen; Ballen und Zehen halten Bodenkontakt.

2. Ihre Knie sind locker. Sobald Sie merken, dass sie nach innen gehen und sich aufeinander zu bewegen, verstärken Sie das Gewicht auf den Fußaußenkanten. Schließen Sie die Augen und verlagern Sie Ihr Körpergewicht so lange von einem Fuß auf den anderen, bis Ihr Becken stabil auf beiden Beinen ruht.

3. Konzentrieren Sie sich auf Ihren Oberkörper. Sie werfen sich in die Brust, lassen die Schultern hängen oder strecken den Po raus? Richten Sie Ihre Wirbelsäule so aus, dass Sie das Gefühl bekommen, sie bilde den Mittelpunkt Ihres Rumpfes. Geben Sie Ihr ganzes Gewicht in die Füße und finden Sie zu Ihrem Atem.

Nutzen

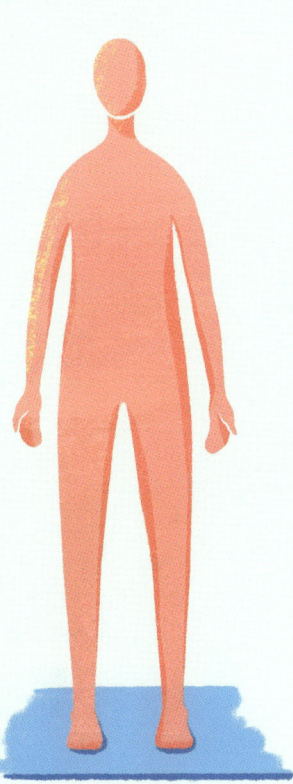

- Verbessert das Gleich-
  gewicht.

- Stärkt das Gefühl für
  das Verhältnis zwischen
  Füßen, Beinen und
  Hüften.

Varianten

- Bei Problemen mit dem
  Gleichgewicht stellen Sie
  sich vor eine Wand oder
  einen Stuhl, an denen Sie
  sich festhalten können,
  oder machen die Übung
  im Sitzen.

- Insbesondere bei zu
  niedrigem Blutdruck
  kann diese Stellung,
  lange gehalten,
  Schwindel erzeugen.

Uttanasana

Stehende Vorwärtsbeuge

Diese sanfte, beruhigende Haltung dehnt die Wirbelsäule mithilfe der Schwerkraft und ist eine Wohltat für den Rücken.

1. Aus dem Stehen beugen Sie sich mit leicht angewinkelten Knien langsam vor. Ziehen Sie das Kinn an, lassen Sie die Schultern nach vorn fallen und runden Sie den Rücken.

2. Berühren Sie mit den Händen möglichst den Boden oder einen Block oder Ähnliches. Verlagern Sie Ihr Gewicht so lange von einem Fuß auf den anderen und variieren Sie den Abstand zwischen ihnen, bis es sich gut anfühlt. Belasten Sie hauptsächlich die Außenkante Ihrer Füße und Fersen; Ballen und Zehen halten Bodenkontakt.

3. Die Knie sind weiter leicht gebeugt,

der Bauch ist möglichst nah am Oberschenkel. Der Kopf fühlt sich schwer an, die Augen befinden sich etwa in Höhe Ihrer Knie.

4. Beim Einatmen dehnen Sie ein wenig die Körpervorderseite; mit jedem Ausatmen gehen Sie tiefer in die Pose hinein.

5. Abschließend rollen Sie sich wieder auf, Wirbel für Wirbel. Bis Sie stehen, bleibt das Kinn auf der Brust, die Hüften sind über den Fußgelenken.

Nutzen

🖐 Kräftigt Knie- und Beinmuskulatur, dehnt Waden und Hüften. Die angewinkelten Knie entlasten den unteren Rücken.

Varianten

🖐 Bei Schmerzen im unteren Rücken, Kopfweh oder zu niedrigem Blutdruck bleibt der Rücken flach und die Brust aufrecht. Die Hände liegen auf einem Block, einem Stuhl oder an der Wand. Nicht abrollen. Ziehen Sie stattdessen den Nabel ans Rückgrat; die Bewegung kommt aus den Hüften, die Knie bleiben gebeugt.

🖐 Auch bei verspannten hinteren Oberschenkelmuskeln bleiben die Knie angewinkelt.

Katze & Kuh

Diese Kombination aus Bewegungen, bewusstem Atmen und Achtsamkeit ist ein super Warm-up, aber auch perfekt zur Entlastung des Rückgrats nach einseitig durchgeführten Bewegungsabfolgen.

1. Im Vierfüßlerstand verlagern Sie Ihr Gewicht so lange zwischen Händen und Knien, bis Sie sicheren Halt haben. Die Ellbogen sind leicht gebeugt. Das Gewicht ruht auf Außenseite und Ballen der Hände, Ihre 10 Finger halten Bodenkontakt.

2. Drehen Sie die Ellenbogen leicht nach außen, heben Sie Brust und Steißbein an und schauen Sie hoch. Dies ist die Kuhstellung.

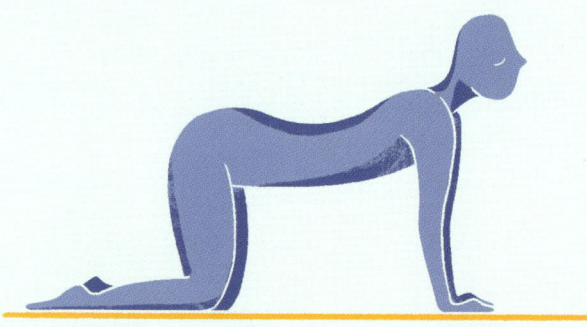

3. Drehen Sie die Hände mit leicht gebeugten Ellenbogen eine Spur nach innen, als wollten Sie den Boden von sich wegschieben. Dabei machen Sie mit Rücken und Schultern einen »Buckel«, richten den Blick auf Ihren Nabel und senken das Steißbein. Das ist die Haltung der Katze.

4. Im Rhythmus Ihres Atems wechseln Sie nun zwischen den beiden Stellungen hin und her. Beim abwechselnden Beugen (Kuh) und Strecken (Katze) bewegt sich die Wirbelsäule wellenförmig.

Nutzen

🖐 Aktive Dehnung von Rücken, Oberkörper und Nacken, Entspannung der Wirbelsäule; hilft auch bei Rückenschmerzen.

Varianten

🖐 Bei Beschwerden in Handgelenken oder Schultern können Sie die Wirbelsäule auch im Sitzen beugen und strecken.

🖐 Bei Knieschmerzen legen Sie sich ein Handtuch unter.

4 <u>Balasana</u>

Stellung des Kindes

Diese Ruhestellung dehnt das Rückgrat und öffnet die Hüften.

1. Aus dem Vierfüßlerstand heraus legen Sie Ihre Hüften auf den Fersen und die Stirn auf dem Boden ab.

2. Bei jedem Luftholen lenken Sie den Atem in Ihren Rücken: in die Nierengegend, die Rippen und Schulterblätter.

3. Bei jedem Ausatmen werden Kopf und Steißbein schwerer. Wenden Sie dafür keine Kraft auf. Einfach entspannen!

4. Die Knie dürfen eng zusammen oder auch weiter voneinander entfernt sein, die großen Zehen berühren sich.

<u>Nutzen</u>

- Erholsame, beruhigende Übung, die den Atem im Fokus hat.

- Universell einsetzbare Ruhehaltung, zugleich eine mögliche Alternative zum herabschauenden Hund.

Varianten

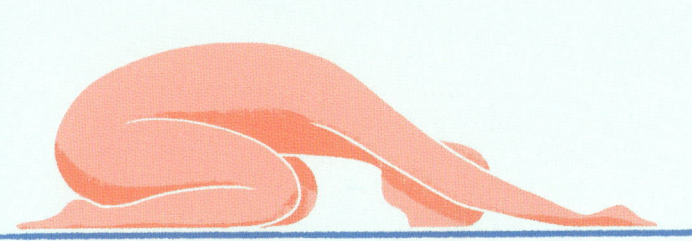 Bei Knieschmerzen schieben Sie zur Entlastung die Hüften vor oder legen sich ein Kissen oder eine zusammengelegte Decke zwischen Fersen und Hüften.

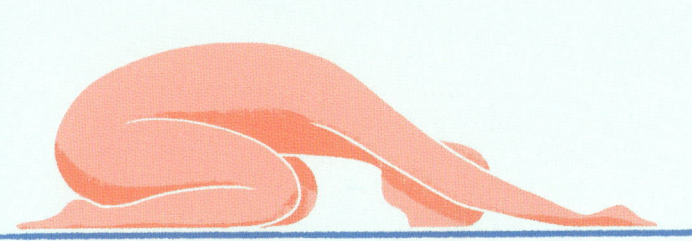 Ist Ihnen das Ablegen des Kopfes auf dem Boden unangenehm, legen Sie etwas darunter: die Hände, einen Block oder auch ein großes Kissen.

5 Adho Mukha Svanasana

Herabschauender Hund

Diese einfache Inversion, eine der berühmtesten Stellungen im modernen körperbetonten Yoga, kann sehr beruhigend sein.

1. Im Vierfüßlerstand schieben Sie Ihre Hände weiter vor, bis Ihre Arme gerade sind. Verlagern Sie dann Ihre Hüften so weit nach hinten, dass sich Ihre Wirbelsäule lang anfühlt.

2. Zehen aufstellen und Fersen in den Boden drücken, um die Knie vom Boden zu lösen. Finden Sie den für Sie richtigen Abstand zwischen Händen und Füßen.

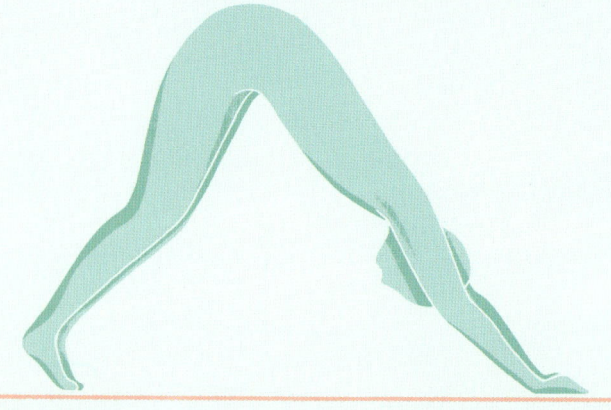

Ihr Gewicht ruht auf Außenkanten und Ballen der Hände. Spüren Sie die Verbindungslinie von den Händen den Arm hoch und bis in die Flanken hinein. Kopf und Nacken bleiben locker, Ihr Blick ist auf den Bauch gerichtet.

3. Bei ganz leicht gebeugten Knien kommt Ihr Steißbein mit jedem Ausatmen höher und weiter nach hinten. Alles bleibt locker. Sie dürfen sich auch bewegen: auf der Stelle treten, die Hüften verlagern oder abwechselnd ein Bein anheben.

Nutzen

Stärkt den Oberkörper, öffnet Schultern, Waden, hintere Oberschenkelmuskulatur (Hamstrings) sowie die Hände.

Varianten

Bei Verspannung der Hamstrings winkeln Sie die Knie an.

Bei schwachen Schultern oder Handgelenken oder bei zu geringer Kraft machen Sie den kauernden Welpen: Auf Unterarmen und Knien stehend stellen Sie die Zehen auf und bewegen die Hüften nach hinten auf Ihre Fersen zu. Strecken Sie die Arme so aus, dass sich die Ellbogen vom Boden lösen. Bewegen Sie sich, wie Sie es im herabschauenden Hund tun würden.

Tiefer & hoher Ausfallschritt

Diese Ausfallschritte (»Lunges«) öffnen die Hüften und stärken die Gesäßmuskulatur, sind aber auch gut für den Oberkörper.

Tiefer Ausfallschritt

1. Stellen Sie aus dem Vierfüßlerstand heraus das rechte Bein angewinkelt so vor sich auf, dass Knie und Fuß eine gerade Linie bilden.

2. Verlagern Sie das Gewicht auf Außenkante und Ferse des vorderen (rechten) Fußes, die Zehen halten Bodenkontakt.

3. Drücken Sie den vorderen Fuß über die Ferse fest in die Unterlage und richten Sie den Brustkorb gerade auf. Dabei können Sie sich auch auf dem Oberschenkel abstützen.

4. Führen Sie die Hände an den Ohren vorbei senkrecht nach oben; Schultern und Halspartie bleiben entspannt.

5. Dehnen Sie den Oberkörper aus den Flanken heraus in die Länge, ohne die Schultern anzuheben.

6. Wiederholen Sie die Übung mit dem linken Bein.

Nutzen

🖐 Beide Lunges wirken auf
Hüften und Oberschenkel,
verbessern die Stabilität.

🖐 Der tiefe Ausfallschritt stärkt
die Gesäßmuskulatur und
erleichtert die Öffnung der
Hüften.

Variante

🖐 Sollte Ihnen der Boden-
kontakt des hinteren
Knies Schmerzen
bereiten, legen Sie
eine Decke oder
ein kleines Kissen
unter.

Für eine kraftvollere Variante können Sie vom tiefen in den hohen Ausfallschritt übergehen:

Hoher Ausfallschritt

1. Positionieren Sie die Hände im tiefen Lunge schulterbreit auf dem Boden; stellen Sie die Zehen des hinteren Fußes auf und heben Sie das Knie an. Spielen Sie mit der Position dieses Beines, bis Sie das Gefühl bekommen, stabilen Halt zu haben.

2. Drücken Sie den vorderen Fuß in den Boden, um den Oberkörper anzuheben, wenn nötig stützen Sie sich auf dem Schenkel ab. Sobald Ihr Rumpf aufrecht ist, verändern Sie die Position Ihres hinteren Fußes so, dass er Ihnen noch mehr Stabilität gibt.

3. Ihr Gewicht vorn liegt auf großem Zeh, Außenkante und Ferse des Fußes. Der hintere steht auf Ballen und Zehen, die Ferse ist nicht am Boden. Das hintere Knie bleibt entspannt; die gesamte Haltung sollte sich leicht anfühlen.

4. Führen Sie die Arme neben den Ohren senkrecht in die Höhe, Halspartie und Schultern spannen sich dabei nicht an.

Nutzen

🖐 Aktiviert die Körpermitte,
besonders bei erhobenen
Armen.

Varianten

🖐 Empfinden Sie das Gefühl
in den Hüften als unange-
nehm, verkürzen Sie den
Abstand zwischen hinterem
und vorderem Bein.

🖐 Tut Ihnen beim hohen
Ausfallschritt der Rücken
weh, beugen Sie das
hintere Knie
etwas
mehr.

7

Virabhadrasana 2

Krieger 2

Hier eine von mehreren Yoga-Stellungen, die nach dem
wilden Krieger Virabhadra benannt sind, einer Inkar-
nation Shivas.

1. Aus der Berghaltung heraus machen Sie mit dem
   rechten Fuß einen Schritt nach hinten, drücken die
   Ferse in den Boden, die Zehen zeigen nach außen.

2. Beugen Sie leicht das Knie des vorderen Beines. Das
   hintere bleibt gerade. Korrigieren Sie, wenn nötig, den

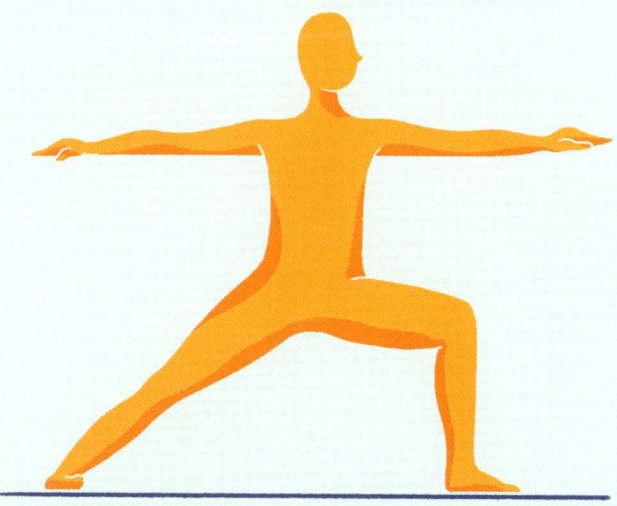

Abstand Ihrer Füße, bis er Ihnen angenehm ist. Das vordere Knie ragt nicht über das Fußgelenk hinaus.

3. Heben Sie die Arme parallel auf Schulterhöhe an, aktivieren Sie Hände und Finger, strecken Sie beide Arme noch etwas weiter aus. Hals und Schultern sind entspannt. Der Brustkorb sollte sich zur Seite hin weiten, Ihr Blick geht über die vordere Hand.

4. Mit Fersen und Zehen stehen Sie fest auf den Boden. Verlagern Sie dann Ihr Gewicht auf die Außenkante der Füße. Versuchen Sie, die inneren Oberschenkelmuskeln beider Beine anzuspannen und einander anzunähern.

Nutzen

- Öffnet die Hüften, stärkt Beine, Po und Arme.
- Energetisiert und weckt den Kampfgeist.

Varianten

- Neulinge variieren den Ausfallschritt, indem sie das vordere Knie weniger beugen oder den Abstand der Füße vergrößern.
- Steifer Nacken? Verändern Sie die Blickrichtung nach Gusto.
- Arm- oder Schulterprobleme? Hände bleiben auf den Hüften.

8 Vrksasana
Baum

Eine besonders für Gleichgewicht und Atmung wichtige Stellung.

1. Verlagern Sie im Stehen Ihr Gewicht auf das linke Bein und entspannen Sie das Knie.

2. Legen Sie Ihren rechten Fuß an Wade oder Oberschenkel, Zehen zeigen nach unten. Die Hüften sind nach vorn gerichtet, das Knie des Standbeins bleibt entspannt.

3. Suchen Sie sich zur Verbesserung Ihrer Stabilität einen Punkt, auf den Sie den Blick gerichtet halten.

4. Aktivieren Sie Ihre Körpermitte, indem Sie den Nabel zur Wirbelsäule ziehen.

5. Legen Sie Ihre Hände in betender Haltung vor der Brust zusammen.

6. Sobald Sie sich stabil genug fühlen, führen Sie die Arme an den Ohren vorbei senkrecht in die Höhe.

Nutzen

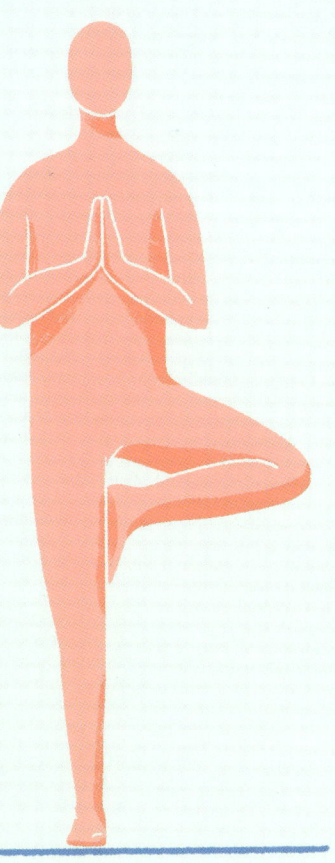

🖐 Super fürs Gleich-
gewicht und zur
Beruhigung.

Varianten

🖐 Bei Verspannungen
in Hüften und Knien
legen Sie den Fuß
eher niedrig ab, unten
an der Wade oder in
Höhe des Fußgelenks.

🖐 Bei Gleichgewichts-
problemen legen Sie
den Fuß auf das Fuß-
gelenk des anderen
Beines, die Zehen
dürfen Bodenkontakt
behalten.

9 Utkata Konasana

Göttinnenstellung

Eine starke, dynamische Pose, die viele Optionen bietet.

1. Machen Sie aus dem Stand mit dem rechten Fuß einen Schritt nach hinten und drehen Sie den Körper nach rechts. Ihre Füße sollten so weit auseinander stehen, dass Sie stabilen Halt haben. Experimentieren Sie ruhig ein wenig damit!

2. Drehen Sie die Füße nach außen und gehen Sie in die Knie, ohne den Po herauszustrecken. Aktivieren Sie die Außenkanten Ihrer Füße, Fersen und Zehen. Führen Sie die Innenschenkel beider Beine näher aneinander heran. Die Hände können in der Gebetshaltung, seitlich ausgestreckt oder über dem Kopf sein. Strecken Sie wenn nötig zwischendurch mal die Beine.

3. Alternativ verlagern Sie Ihr Gewicht bei angewinkelten Knien von einem Fuß auf den anderen, die Hüften dürfen sich mit bewegen.

Nutzen

 Stärkt die Beine, öffnet Schenkelinnenseiten und Hüften.

🤚 Die Verlagerung des Gewichts von einem Fuß auf den anderen ist eine gute Gleichgewichtsübung und schult den Übergang in andere Haltungen.

Variante

🤚 Bei steifen Knien gehen Sie nicht zu tief in die Hocke. Positionieren Sie die Beine so, dass Sie sie noch bequem beugen können.

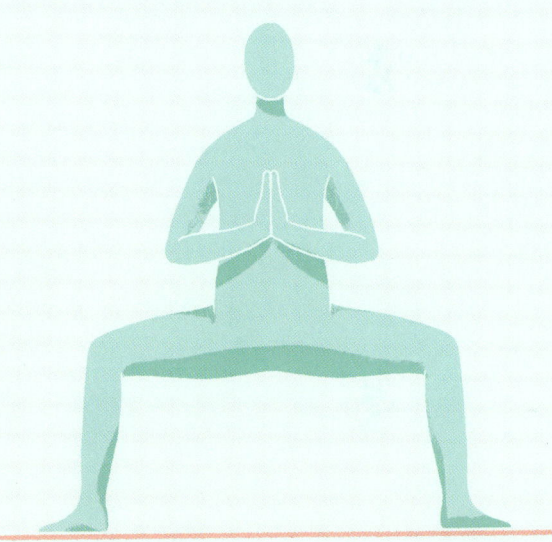

10 <u>Sukhasana</u>

Schneidersitz

Nein, so richtig leicht ist leider auch der Schneidersitz nicht. Ziehen Sie eventuell die Varianten in Betracht.

1. Sie nehmen auf einem flachen Yoga-Block oder einem Kissen Platz – und zwar auf den Sitzknochen (statt auf dem Fleisch).

2. Kreuzen Sie die Unterschenkel, die Fersen kommen unter dem jeweils anderen Knie zu liegen.

3. Legen Sie Ihre Hände auf die Oberschenkel oder Knie, ohne irgendwelchen Druck auszuüben.

4. Sitzen Sie mit aufgespannter Wirbelsäule gerade da, als befände sie sich genau in der Mitte zwischen Körpervorder- und Hinterseite. Entspannen Sie Hals und Schultern.

Nutzen

- Stärkt den Rücken, öffnet Hüften und Oberschenkel.

- Beruhigt, eignet sich gut zur Vorbereitung auf Atemarbeit und Meditation.

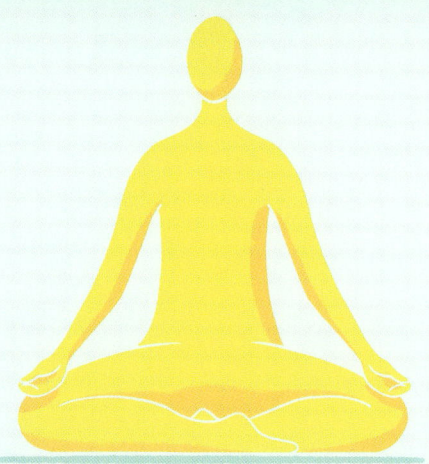

Varianten

Bei Hüft-, Knie- oder Fußbeschwerden bzw. wenn die Knie im Schneidersitz viel höher positioniert sind als die Hüften:

🖐 Setzen Sie sich auf einen höheren Block oder ein dickeres Kissen.

🖐 Strecken Sie ein Bein etwas weiter als hüftbreit aus, während das andere angewinkelt bleibt; das Knie des ausgestreckten Beins ist leicht gebeugt.

🖐 Strecken Sie die (etwas weiter als hüftbreit gespreizten) Beine nach vorn aus, die Knie sind leicht gebeugt.

Supta Matsyendrasana

Drehung im Liegen

Herrlich erholsame Stellung, die Brust, oberen Wirbel-
säulenbereich und Schultern öffnet.

1. Nehmen Sie die Rückenlage ein, stellen Sie die Füße
   auf und lassen Sie die Knie nach rechts sinken. Knie
   und Nabel bilden einen 90-Grad-Winkel. Drücken
   Sie mit rechts die Oberschenkel auf die Matte.

2. Brust und Schultern Richtung Decke entspannen.
   Strecken Sie Ihren linken Arm, mit der Handfläche
   nach oben, seitlich aus.

3. Ihre Blickrichtung? Wie immer sie Ihnen angenehm
   ist, geradeaus, rechts oder links.

4. Atmen Sie in alle verspannten Körperstellen hinein,
   vielleicht in die Hüften, den obere Rücken oder den
   Brustbereich.

5. Während sich linker Arm, linke Schulter und Flanke
   nach links drehen, werden sie schwer und entspannen
   sich in den Boden hinein. Wenn Sie mögen, können
   Sie auch Ihren rechten Arm ausstrecken.

6. Wiederholen Sie den Ablauf zur anderen Seite.

Nutzen

Gut nach zu langem Sitzen am Computer.

Varianten

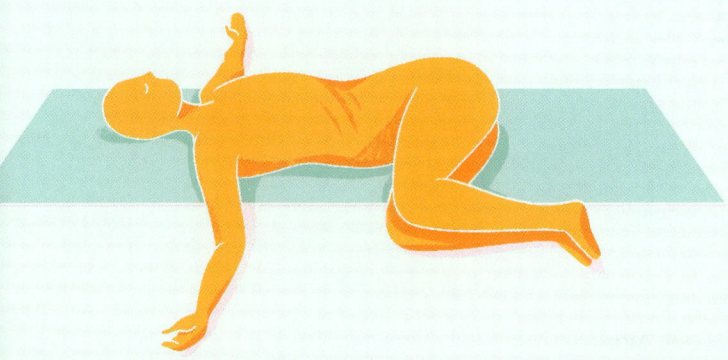 Legen Sie sich, falls nötig, ein Kissen unter den Kopf.

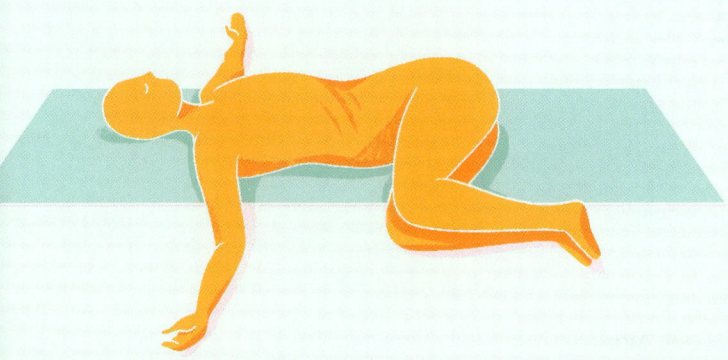 Sollte die Oberkörperdrehung zu viel für Sie sein, verändern Sie den Winkel Ihrer Knie oder stützen sie mit einem Kissen oder Block ab.

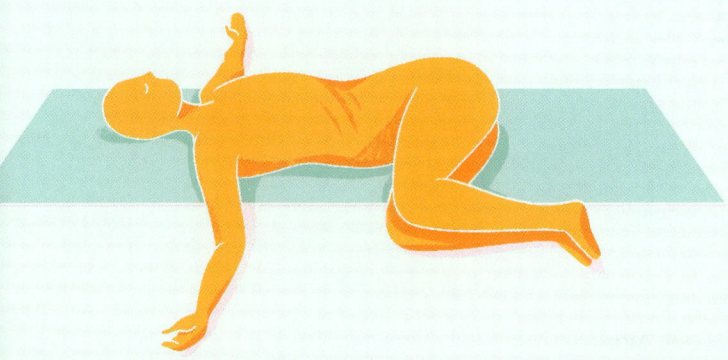 Falls sich die Dehnung im ausgestreckten Arm oder in der Schulter zu intensiv anfühlt, können Sie einen Block oder ein Kissen darunterlegen.

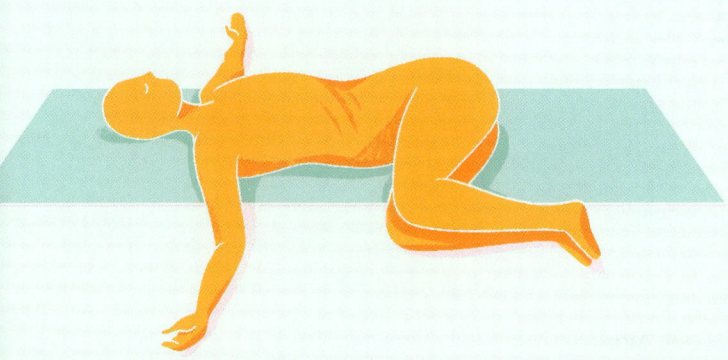

Supta Baddha Konasana

Liegender Schmetterling

Diese beruhigende Stellung entspannt die Vorderseite des Körpers. Vielleicht möchten Sie dabei eine Schlafmaske tragen?

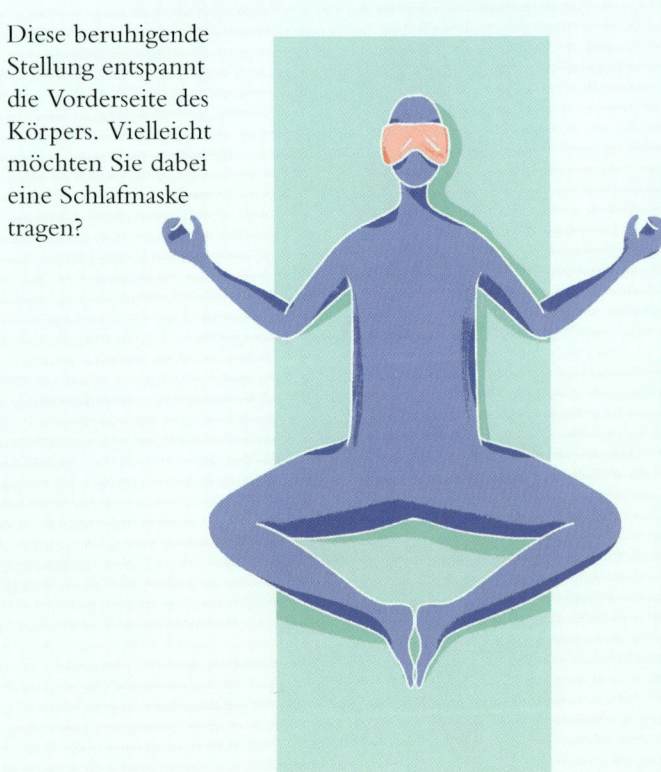

1. In Rückenlage winkeln Sie die Knie an, legen die Fußsohlen aneinander und lassen die Knie locker fallen.

2. Drücken Sie Ihr Steißbein leicht auf die Matte und entspannen Sie die Wirbelsäule – Ihrem Rücken zuliebe.

3. Legen Sie die Hände auf den Bauch oder so, dass sie mit Ihren Schultern eine Linie bilden. Sie können sie aber auch neben Ihrem Körper oder über dem Kopf ablegen.

Nutzen

- Öffnet sanft Hüften und Innenschenkel.

Varianten

- Ist die Dehnung in den Hüften zu stark, legen Sie sich Yoga-Blöcke oder Kissen unter die Knie.

- Variieren Sie die Stellung der Füße: näher zur Leiste oder weiter davon weg. Was für Ihre Hüften und Knie besser ist.

- Verursacht das Liegen Beschwerden im unteren Rücken, positionieren Sie sich so auf Kissen oder Yoga-Bolstern, dass Sie halb liegen, halb sitzen.

13 Savasana
Toten- oder Ruhehaltung

Dies ist die wichtigste Haltung überhaupt – vor allem am Ende der Yoga-Stunde. Lassen Sie sie also keinesfalls aus! Da Ihre Körpertemperatur dabei sinkt, möchten Sie sich vielleicht eine Wolldecke überlegen. Auch eine Schlafmaske bietet sich an.

1. Legen Sie sich auf den Rücken und machen Sie es sich bequem: in ausgestreckter Körperhaltung, mit angewinkelten Knien, leicht gespreizten Beinen – alles ist möglich. Suchen Sie sich ganz nach Belieben auch für die Arme eine angenehme Position.

2. Sie entspannen sich und lassen Ihr Gewicht in die Matte fließen. Sollten Sie eine Verspannung wahrnehmen, korrigieren Sie Ihre Haltung oder atmen in die betreffende Stelle.

3. Beobachten Sie Ihr Atmen, führen Sie einen Body-Scan durch oder wählen Sie eine geführte Meditation. Sie können sich auch einfach nur ausruhen. Jeweils mindestens 5 Minuten lang.

Nutzen

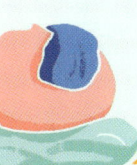 Die Haltung unterstützt den Körper bei der Integration des Geübten: Sie stärkt die Verbindung von Hirn und Muskulatur, beruhigt das Nervensystem, beschwichtigt den Geist. Prana wird gespeichert. Endlich können wir uns ausruhen.

Varianten

Wenn wir es nicht gewohnt sind, ohne Ablenkung einfach zu ruhen, kann Savasana unbehaglich sein. Konzentrieren Sie sich dann auf den Atem oder lassen Sie eine geführte Meditation laufen.

Sollte es Ihnen unbequem sein, flach auf dem Rücken zu liegen, legen Sie sich ein Kissen unter oder drehen sich auf die Seite.

Om

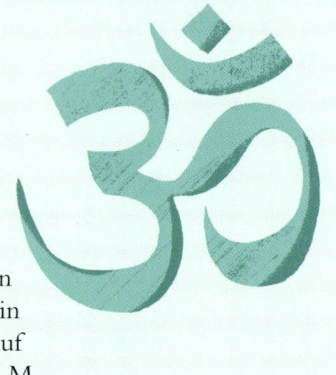

»Om« ist Laut, Symbol und Wort zugleich. Es besteht aus der Tonfolge A ...U ... M, die alles im Universum repräsentiert, was sich in Tönen erfassen lässt, vom A ganz hinten in der Kehle bis zum vorn auf den Lippen entstehenden M.

»Om« steht damit für das Göttliche, für das Universum und das Bewusstsein. Im Kontext des spirituellen Yoga stellt »Om« eine kleine Möglichkeit dar, zum Ausdruck zu bringen, dass wir alle Teil von etwas Größerem sind. In vielen Kursen wird das »Om« vor Beginn und/oder am Ende der Stunde gechantet – sowohl als Dank an das Universum, das wir mithilfe des Yoga erkunden, als auch zur Feier des gemeinschaftlichen Bewusstseins und unseres Zusammenwirkens in der Gruppenpraxis.

Wie es heißt, geht das Wort »Amen« im jüdischen und christlichen Glauben sowie im Islam (»Amin«) auf das »Om« zurück – in diesem Zusammenhang in der Bedeutung »Es möge geschehen«.

»Om.«

6.

Tägliche Übungen

Yoga ist nicht auf Matte oder Kurs beschränkt. Hier ein paar Vorschläge für zwischendurch:

1. Nach dem Aufstehen

2. Am Schreibtisch

3. Zum Stressabbau

4. Zur Fokussierung

5. Zur Beruhigung des Geistes

6. Zur Energetisierung

7. Vor dem Zubettgehen

1 Nach dem Aufstehen

Das Schrillen des Weckers kann uns mit einem Mal in den Kampf-oder-Flucht-Modus der Stressreaktion versetzen. Die folgende Übung aus der tantrischen Yoga-Tradition hilft, sich morgens zu zentrieren, zu erden und auf den Tag vorzubereiten.

1. Stellen Sie einen Timer auf 5 bis 10 Minuten. Setzen Sie sich mit gerader Wirbelsäule aufrecht hin, im Bett mit einer Stütze im Rücken oder auf einem Meditationskissen bzw. Stuhl. Gesichts- und Kiefermuskeln sind entspannt, Sie selbst aber munter: Schließlich wollen Sie ja nicht wieder einschlafen.

2. Fokussieren Sie sich auf den natürlichen Rhythmus Ihrer Atmung. Nach einer Weile dehnen Sie die Atemzyklen ein wenig aus, ohne irgendetwas erzwingen zu wollen: ein – in den Bauch, den unteren Rücken, die Brust. Und aus ...

3. Mit geschlossenen oder halb geöffneten Augen stellen Sie sich einen Kanal vor, der längs durch Ihren Körper verläuft: vom Scheitel über die Wirbelsäule bis in den Beckenboden; durch Ihre Sitzgelegenheit über den Fußboden in die Erde. Und oben durch die Schädeldecke in die Welt. Lassen Sie diese bildliche oder sinnliche Vorstellung eine Weile auf sich wirken.

4. Beim Einatmen visualisieren oder spüren Sie ein goldenes Licht, das aus der Erde in den Kanal fließt, der Sie durchdringt. Beim Ausatmen steigt es durch den Schädel in die Welt. Und wieder von vorn … Sollte Ihr Geist abschweifen, kann Ihnen ein Mantra bei der Fokussierung helfen, zum Beispiel »Soham«: »So« beim Ein- und »ham« beim Ausatmen.

5. Sobald Ihr Timer anschlägt, lassen Sie die Visualisierung ziehen und bleiben noch kurz ruhig sitzen. Sie atmen sanft und locker und spüren nach, wie Sie sich fühlen.

Sollten Sie einen kraftvolleren Einstieg in den Tag bevorzugen, empfehlen sich vor der beschriebenen Visualisierung ein paar Runden Sonnengruß. Auch die Übungen für den Schreibtisch bieten sich zur morgendlichen Vitalisierung von Körper und Geist an – allerdings im Stehen.

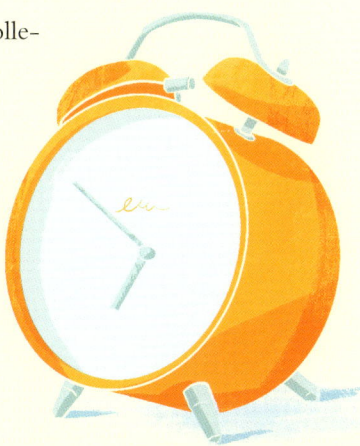

2 Am Schreibtisch

Mit diesen Übungen können Sie hellwach werden und sich bewegen – ohne aufzustehen. Abhängig auch von Arbeitsplatz und Kleidung entscheiden Sie, ob Sie alle durchführen oder nur einige.

- Setzen Sie sich aufrecht und mit gerader Wirbelsäule hin, die Füße stehen auf dem Boden, der untere Rücken wird gestützt.

- Bewegen Sie die Zunge im Mund, führen Sie mit dem Unterkiefer kreisende Bewegungen durch, lockern Sie die Gesichtsmuskeln und schneiden Sie Grimassen. Die vielen Spannungen, die wir oft im Kiefer haben, können sich leicht auf andere Körperteile übertragen. Dann genügt manchmal schon dieses »Gesichts-Yoga«.

- Bewegen Sie die Schultern: Ziehen Sie sie bis zu den Ohren hoch und lassen Sie sie wieder fallen. Lassen Sie sie kreisen, nach hinten, vorwärts. Die Bewegungen beziehen Schulterblätter, Schlüsselbein und Rippen mit ein.

- Bewegen Sie Ellbogen, Hand- und Fingergelenke, schütteln Sie die Hände aus, beugen und strecken Sie die Handgelenke. Besonders wer viel am Rechner sitzt, profitiert von dieser Übung.

🖐 Lassen es Kleidung und Bewegungsfreiheit zu, kreisen Sie mit Rippenkorb und Hüften – wie beim Bauchtanz. Oder Sie bewegen die Wirbelsäule in einer sitzenden Katze-und-Kuh-Version.

🖐 Rotieren Sie mit den Fußgelenken, strecken Sie die Füße aus, wackeln Sie (möglichst ohne Schuhe) mit den Zehen.

🖐 Legen Sie das linke Fußgelenk auf Ihr rechtes Knie. Ist Ihnen das zu unbequem, schieben Sie den rechten Fuß weiter vor. Während Sie sich lang-sam vorbeugen, gilt Ihr Gewahrsein dem unteren Rücken, den Hüften und Knien. Tut etwas weh, setzen Sie sich wieder gerade auf. Dann ist die andere Seite dran.

🖐 Schieben Sie Ihren Stuhl etwas vom Schreibtisch weg und beugen Sie sich vor. Die Hände liegen schulterbreit kurz hinter der Tischkante. Dehnen Sie die Wirbelsäule vom Steißbein aus in die Länge, der Brustkorb ist schwer. Sollten im unteren Rücken Schmerzen auftreten, beenden Sie die Übung.

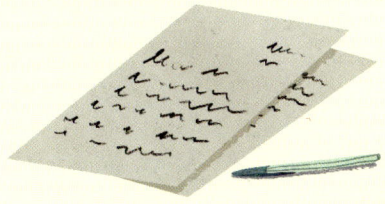

3 Zum Stressabbau

Für den Stressabbau gilt es, das Nervensystem aus dem Kampf-oder-Flucht- in den Ruhe- und Erholungsmodus zu bringen. Dafür bedarf es körperlicher Entspannung und nervlicher Beruhigung durch bewusstes Atmen.

Wenn Sie sich unter Druck fühlen, können sanfte Sonnengrüße oder die Übungen aus dem Kapitel »Am Schreibtisch« – im Stehen durchgeführt – den Stressabbau einleiten. Atmen Sie tief ein und aus. Sobald Ihr Geist auf Wanderschaft geht, führen Sie ihn wieder in den Körper und zum Atem zurück.

Zum Stressabbau gut geeignete Yoga-Stellungen

Stehende Vorwärtsbeuge, Katze & Kuh, Stellung des Kindes, Liegender Schmetterling.

Wie laut es in unseren Köpfen zugeht, merken wir oft erst, wenn der Körper zur Ruhe kommt. Häufig meinen wir, die Gedanken abstellen zu müssen, aber das ist sehr schwer. Aber es hilft, sich das Denken als Fernsehgerät im Raum nebenan vorzustellen: Es plappert ständig, stört aber nicht. Achten Sie derweil auf Ihren Atem und alle körperlichen Empfindungen.

Tiefe Bauchatmung

Diese Übung richtet nicht nur Ihre Aufmerksamkeit aus, sondern hilft auch, in den Ruhe- und Erholungsmodus zu kommen.

1. Legen Sie die Hände auf den Unterbauch und atmen Sie in Ihrem natürlichen Rhythmus sanft in diese Stelle hinein.

2. Beobachten Sie Ihr Atemmuster; wie sich der Bauch beim Einatmen hebt und beim Ausatmen senkt. Versuchen Sie nichts zu erzwingen, betrachten Sie einfach nur das Ein und Aus der Luft – und was es bewirkt.

Beim Atmen massieren Sie den Nervus vagus, der zwischen Darm und Hirn verläuft und Ihre inneren Organe sowie das Zwerchfell berührt. Er aktiviert das für Entspannung zuständige parasympathische Nervensystem, das Sie durch die tiefe Bauchatmung anregen; zugleich verstärkt sich die Botschaft ans Hirn, Ruhe und Erholung zu initiieren.

4 Zur Fokussierung

Die Wechselatmung, Nadi Shodana, bei der man abwechselnd durch das eine und das andere Nasenloch
atmet, fokussiert den Geist, beruhigt und erzeugt einen
Zustand entspannter Wachheit. Bei Erkältung und
verstopfter Nase bitte meiden!

1. Strecken Sie Daumen, Ring- und kleinen Finger
   Ihrer dominanten Hand in die Höhe. Rechtshänder
   verschließen das rechte Nasenloch später mit dem
   Daumen und nutzen den Ringfinger zum Zuhalten
   des linken. Bei Linkshändern ist es entsprechend
   umgekehrt.

2. Die Augen sind zu oder entspannt geöffnet mit
   weichem Blick.

3. Zunächst verschließen Sie das linke Nasenloch und
   atmen durch das rechte ein.

4. Danach verschließen Sie das rechte Nasenloch und
   atmen durch das linke aus.

5. Durch das linke Nasenloch einatmen.

6. Linkes Nasenloch verschließen und durch das rechte
   ausatmen.

7. Dies war der erste Zyklus. Diesen wiederholen Sie nun 10 bis 20 Mal.

Zur weiteren Verbesserung von Fokussierung und Konzentrationsvermögen können Sie bei jedem Ein- und Ausatmen zählen. Beispiel: während des Einatmens bis 4 zählen, genauso beim Ausatmen.

Wenn Sie die Übung beendet haben, kehren Sie zu Ihrer normalen Atmung zurück und bleiben noch etwa 1 Minute ruhig sitzen.

5   Zur Beruhigung des Geistes

Diese ursprünglich aus der Tradition des kaschmirischen Shivaismus stammende »verwurzelnde Meditation« habe ich von Alexander Filmer-Lorch gelernt. Sie dauert nur 1 bis 5 Minuten und kann mit geschlossenen oder offenen Augen durchgeführt werden. Wenn Sie wollen, können Sie einen Timer stellen.

1. Setzen Sie sich aufrecht hin. Der untere Rücken kann sich anlehnen, die Füße stehen auf dem Boden. Zunge, Kiefer und Augenpartie sind locker.

2. Überlassen Sie Ihren Atem seinem natürlichen Rhythmus und entspannen Sie sich.

3. Lenken Sie die Aufmerksamkeit auf Ihre Nasenspitze. Spüren Sie die Luft in Ihren Nasenlöchern. Beobachten Sie den Atem beim Eintritt in Ihren Körper. Stellen Sie sich vor, wie er in den Oberkopf aufsteigt. Beim Ausatmen verfolgen Sie die Luft auf ihrem Weg das Rückgrat hinab in den Lendenwirbelbereich. Lenken Sie Ihr Augenmerk dann wieder auf die Nasenspitze: Beim Einatmen steigt der Atem in den Oberkopf auf, beim Ausatmen bewegt er sich die Wirbelsäule hinab. Wiederholen.

4. Atem und Blick bleiben weich. Sie visualisieren den Weg des Atems. Beschleunigen Sie nichts. Der Atem hat sein eigenes Tempo, seinen eigenen Rhythmus. Und seine eigene Leichtigkeit.

5. Beim Ausatmen konzentriert sich das Empfinden der Atemtätigkeit im Unterkörper und gibt ein Gefühl der Erdung.

6. Wiederholen Sie die Abläufe so oft es sich für Sie gut anfühlt. Beenden Sie die Visualisierung dann, um einfach noch ruhig dazusitzen, sich auf sich zu konzentrieren und sanft zu atmen. Sobald Sie soweit sind, schließen Sie die Meditation ab.

Sollten Sie während der Meditation nervös werden, brechen Sie ab und machen vielleicht eine der Übungen aus dem »Schreibtisch«- Kapitel, um Ihr Nervensystem zu beruhigen.

6   Zur Energetisierung

Sie können diese Art des Sonnengrußes mit Pausen zwischen den Haltungen durchführen oder die Bewegungen flüssig üben und Ihrem Atem anpassen. Bei Wiederholungen sollte jedes Bein gleich häufig hinten sein.

1. Gehen Sie aus der Berghaltung heraus leicht in die Knie und in die Stehende Vorwärtsbeuge über.

2. Die Hände auf dem Boden, machen Sie mit dem rechten Bein einen Schritt nach hinten und legen das Knie ab. Gehen Sie in den tiefen Ausfallschritt.

3. Hände wieder auf den Boden. Zur Vorbereitung von 4a **oder** 4b nehmen Sie die Stellung des herabschauenden Hundes ein.

4a Vinyasa-Flow (auf Händen und Füßen)
- In die Knie gehen; Hüften den Fersen nähern.
- Füße fest im Boden verankern, einen Buckel machen und in gestreckter Katzenhaltung den Bauch betrachten.
- Schultern über Handgelenke bringen, das Becken zum Boden hin absenken. Der Brustkorb bleibt aufrecht: der nach oben schauende Hund.
- Hände und Füße in den Boden drücken, wieder Buckel machen und den Bauch im Blick haben. Bei der Umkehrbewegung die Knie lockern und in den herabschauenden Hund zurückkehren.

4b Kleine Welle (auf Händen und Füßen)

- Vierfüßlerstand. Zehen aufstellen und die Hüften den Fersen annähern. Die Arme weiter nach vorn ausstrecken, bis sie gerade sind.
- Zehen in den Boden drücken und in die Katzenstellung gehen.
- Sobald die Schultern über den Handgelenken stehen, die Hüften so weit vorstrecken, wie es angenehm ist. Die Arme sind gerade, der Brustkorb aufrecht. Die Knie dürfen sich vom Boden lösen.
- Hände und Füße in den Boden drücken, Buckel machen, Blick zum Bauch.
- Bei der Umkehrbewegung die Knie lockern, die Fersen im Boden verankern und in den herabschauenden Hund gehen.

5. Setzen Sie den rechten Fuß nach vorn zwischen Ihre Hände. (Alternativ kommt der rechte Fuß aus dem Kniestand heraus nach vorn.)

6. Das hintere Knie legen Sie ab, der Brustkorb richtet sich zum tiefen Ausfallschritt auf.

7. Hände auf den Boden; Zehen aufstellen, das hintere Knie vom Boden lösen und den hinteren Fuß vorschieben; jetzt sind Sie in der stehenden Vorwärtsbeuge.

8. Langsam aufrichten. Mit dem anderen Bein vorn wiederholen.

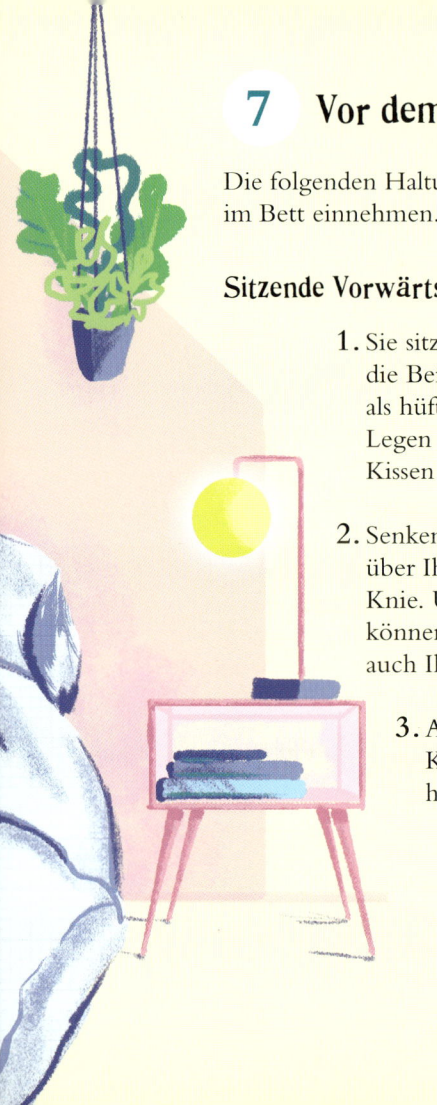

7   Vor dem Zubettgehen

Die folgenden Haltungen können Sie alle im Bett einnehmen.

Sitzende Vorwärtsbeuge

1. Sie sitzen auf Ihren Kissen, die Beine sind etwas mehr als hüftbreit auseinander. Legen Sie sich ein weiteres Kissen unter die Knie.

2. Senken Sie den Oberkörper über Ihre angewinkelten Knie. Unter Ihren Kopf können Sie ein Kissen oder auch Ihre Hände legen.

3. Atmen Sie in Ihre Körperrückseite hinein.

Baum – im Liegen

1. Sie liegen auf dem Rücken. Berühren Sie die Innenseite Ihres linken – geraden – Beines mit der Sohle des rechten Fußes. Gern dürfen Sie sich ein Kissen unters rechte Knie legen.

2. Nach einer Weile mit dem anderen Bein wiederholen.

Drehung im Liegen (Kapitel 5.11)

Beine an die Wand

1. Sie sitzen seitlich auf Ihrem Kissen. Dann schwingen Sie die Beine an die Wand und legen den Oberkörper zurück.

Tiefe Bauchatmung (Kapitel 6.3)

Funktioniert im Liegen ebenso wie mit den Beinen an der Wand.

Dank

Mein herzlicher Dank gilt

Alexander Filmer-Lorch, Autor von *Inside Meditation* und *The Inner Power of Stillness*, für die freundliche Genehmigung, die Meditation in Kapitel 6.5 verwenden zu dürfen.

Angus Ford Robertson von Battersea Yoga.

Sally Kempton, Autorin von *Awakening Shakti*, für den Meditationsunterricht, den sie mir erteilt hat.

James Mallinson und Mark Singleton, Autoren von *Roots of Yoga*, für ihre Informationen über die Geschichte des Yoga.

Lucy Parker von Flow Tunbridge Wells.

Christopher Hareesh Wallis, Autor von *Tantra Illuminated* und *The Recognition Sutras*, für die Meditation in Kapitel 6.1.

Bridget Woods Kramer von BWK Yoga.